U0389642

拍打经络通
身上百病消

张必萌　王　有　主编

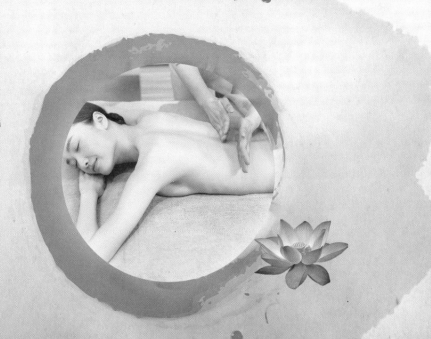

化学工业出版社

·北京·

拍打方法简单有效，又便于操作，身体很多部位的病痛，通过拍打就可以达到缓解甚至治愈的目的。本书告诉读者什么是拍打养生；拍打养生有什么好处；如何利用拍打养生达到保健强身的目的；通过拍打养生调理体质，让身体保持平衡状态；拍打身体各部，缓解局部不适感；利用拍打解除小疾小病的困扰。

本书适合中医爱好者居家拍打养生使用，也可供中医师、基层医师等参考。

图书在版编目（CIP）数据

拍打经络通身上百病消/ 张必萌，王有主编. —北京：化学工业出版社，2018.8（2025.4 重印）

ISBN 978-7-122-32162-6

Ⅰ.①拍⋯ Ⅱ.①张⋯ ②王⋯ Ⅲ.①经络-按摩疗法（中医） Ⅳ.①R224.1

中国版本图书馆CIP数据核字（2018）第101955号

责任编辑： 张 蕾
责任校对： 宋 夏

出版发行：化学工业出版社（北京市东城区青年湖南街 13 号 邮政编码 100011）

印　　装：北京缤索印刷有限公司

710mm×1000mm 1/16　印张15　字数 250 千字　2025 年 4 月北京第 1 版第 9 次印刷

购书咨询：010-64518888　　售后服务：010-64518899

网　　址：http://www.cip.com.cn

凡购买本书，如有缺损质量问题，本社销售中心负责调换。

定　　价：49.80 元

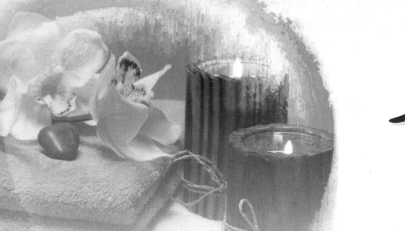

前言

人得病的原因很多，外感有风寒暑湿燥火六淫邪气袭人，内生疾病则有风寒湿燥热（火）五邪，虚证又有气血阴阳精津液的亏虚损耗，实证又有气滞不通，尚有血瘀、痰阻、食滞、败精等病理产物，虚实之间又可以形成虚实错杂的证型，外感和内伤又可以并存，总之类型复杂繁多。

中医认为"不通则痛"，"痛"除了疼痛之意，还包括了诸多症状。气血不通畅往往是各种症状的根由之一。

在中医经络理论中，经络是运行气血的通道，通过持续不断地拍打气血不通的部位，震荡经气，可以疏通经络气血，使之恢复通畅，各种症状就会随之消失，身体能够恢复健康。

本书中讲的拍打，大多操作时要在同一部位持续拍打 5 分钟以上，甚至是 10～20 分钟，拍打的方法既简单有效又便于操作。而且身体很多部位完全可以自己动手拍打，通过拍打就可以缓解多种不适。既不需要花钱打针吃药，又没有任何的不良反应，是一种纯天然、绿色、健康的祛病、养生、保健的方法。

为方便广大朋友更好地维护自己的身体健康，特将各种常见病的拍打调理方法整理归纳如下，若能按文中所讲的方法长期坚持拍打，能在一定程度上起到大病改善、小病缓解、无病养生功效。

编者
2018 年 3 月

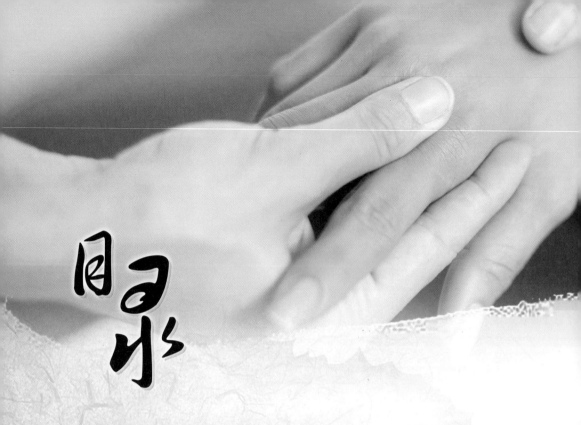

目录

第三章　拍打调理体质，延年又益寿

第四章　拍拍打打，与小疾小病说再见

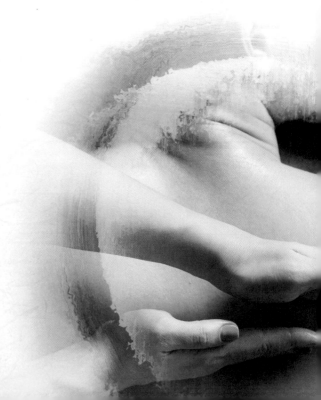

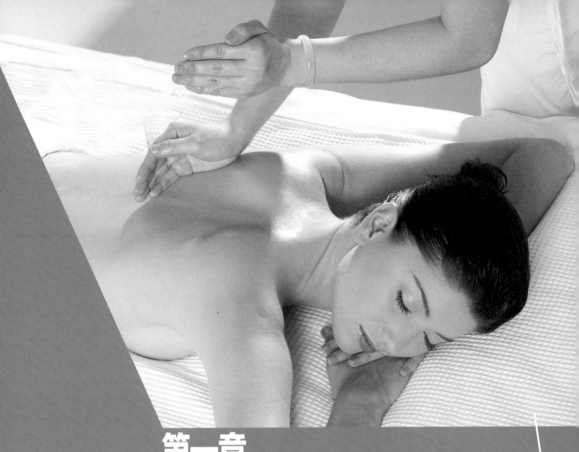

第一章
实施拍打前，基础知识要掌握

以拍打的方式作用于病灶，打通经络，让堵塞经络的阻碍物排出体外，以达到强身健体之疗效。简单方便，操作容易，行之有效，是一种人人都可以学会的方法。

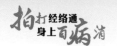

第一节 常见的拍打方法

　　拍打虽然简单，但手法并不单一，主要包括掌拍法、掌叩法、拳捶法、指叩法以及指弹法等数种手法。

　　其中，掌拍法最为常用。掌拍法接触面积较大，适用于胸、腹、腿、臂等较平坦宽阔的部位。

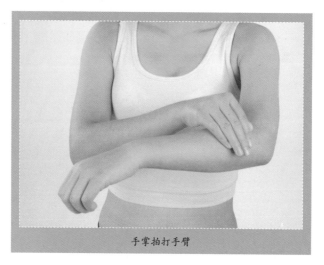

手掌拍打手臂

　　当然，这些部位用掌叩或拳捶手法亦可。

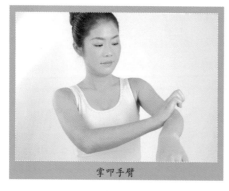

掌叩手臂

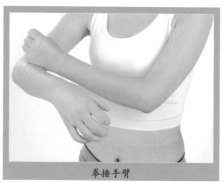

拳捶手臂

　　指叩和指弹法则主要用于头面，因为头面五官集中，面积受限，所以不适合用掌拍法，而更适宜指法。

指叩和指弹法就是变相的拍法，在治疗原理上与其他拍法是一样的，只不过接触面积较小而已。

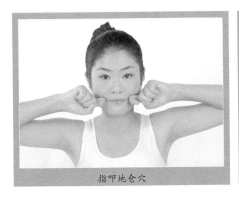
指叩地仓穴

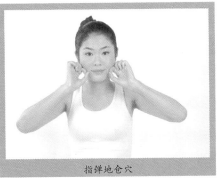
指弹地仓穴

在拍打时要将手保持在自然状态，不要过于紧张僵硬，只有这样才能形成最佳的震荡效果。

僵硬的手形常易导致拍击力道过于内敛深陷，而震荡效果差，可能造成气血瘀滞，加重病情。

第二节 拍打养生何原理

在日常生活中，你是否也有在感觉身体疲劳，或者身体酸痛的时候，不自觉地伸手拍打，来暂时缓解症状的经历呢？其实简单的拍打不仅能够缓解疲劳，还能够治疗或缓解包括手脚冰凉、感冒头痛、喉痛咳嗽在内的许多疾病。

拍打是简易健身法，通常的手形是五指并拢成勺子的形状，掌心凹起悬空，然后在肌肉丰满处或者关节部位用一定的力度进行叩拍，使深层不易被触动的瘀滞在拍打过程中消散，有时一些积存的毒素也可以随着拍打排出体外。

拍打不仅能够改善血液循环，使身体得到放松，还能促进新陈代谢，增强人体的免疫功能。拍打还有助于舒筋壮骨，强健肌肉，滑利关节。

道家将拍打称为"调伤"，通过拍打可以将体内因为跌打损伤或者邪气侵袭而形成的瘀堵在身体中的垃圾排出体外，最后达到疗伤治病、保健养生、增强人体免疫力的目的。

拍打之所以能够排出毒素，皮肤在其中起着重要的作用。

皮肤是人体与外界接触的重要器官，"肺司呼吸，主皮毛"，皮肤和呼吸密切相关。现代研究认为"皮肤是人体第二肺"。皮肤腠理也有着防御外邪侵袭的重要功能。

皮肤在被拍打刺激之后，毛孔会张开，毛细血管扩张，从而加快血液循环，促进排汗，因此有促进分泌和排泄废物的功能。拍打皮肤可以活血化瘀，改善微循环，促进排汗，排泄废物，最终达到解毒排毒的目的。

在经络学中还认为皮肤与经络、四肢、五脏、六腑、九窍等均有密切关联。经络系统中的孙络、浮络，主要分布在皮肤上，如同蛛网河道，便于气血沟通，同时又和较大的经脉、络脉相互沟通串连。所以皮肤在受到拍打刺激之后，皮肤局部的良性改变，会使整个身体功能发生良性反应，从而增强免疫和自我修复功能，最终达到养生保健的目的。

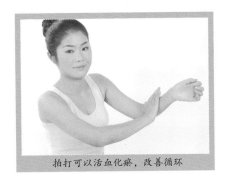

拍打可以活血化瘀，改善循环

上述原理便可以总结为这样一个公式，"拍打皮肤≈排毒≈化瘀"。

在对病痛处进行拍打的时候，应该保证心无旁骛，聚精会神，拍打的时间尽量要长，拍打力度要适当增大。

拍打时要有节律性，且以震荡感为主。

因为人体是一个复杂的非线性系统，有很多重要的特点属性，包括自律性、自组织性、适应性、感应性、内部协调性等。

人体的细胞、组织、器官、系统等，都能够体现这些特点，同时也受这些特点的限制与支配。

人体的很多生理现象都可以跟外界节律产生感应，并趋向于和外界节律一致，受外界节律的控制影响。

拍打能够促进各组织、器官功能的互相协调，能起到预防、治疗疾病的作用。

所以拍打时，节律性非常重要，越是有规律的拍打，效果越明显。

在拍打时，震荡效应是最基础的一种模式，因为只有震荡效应才能最大限度地激发气血的有效良性变动，并能从局部波及远处，利于气血的整体协调变化。

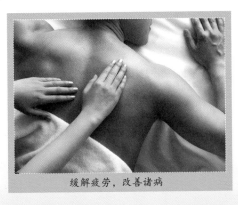

缓解疲劳，改善诸病

第三节 经常拍打好处多

大病始于小疾，做人要"不以恶小而为之"，预防疾病也一样，如果积重势必难返，等到病势大进，再要治疗难度就大了。

所以一定要有积极的预防意识，每一分每一秒都想着杜绝毒素的积累、调畅气血，才能将疾病消于无形，防患于未然。

每当我们感到疲劳时，一般是因为气血有了一定的损耗，进而导致气血因虚而流行不畅，同时代谢产物瘀积在体内不得排泄，这才会出现疲劳、沉重的感觉。

此时拍打身体，可以振奋经络，促进气血流通，将废物排出体外，从而恢复精力。

每当我们感到身体酸痛时，常是各种原因导致气血瘀滞，不通则痛，此时随手拍打几下，可以暂时缓解症状。如果持续击打还能防止病情加重，免除后患。

每当我们感受风寒而感冒时，常会因卫气受抑而出现恶寒、发热等症状，也会因经气不畅而出现头痛、身痛的症状。此时，拍打头身拘紧疼痛的部位便可以疏通经络，振奋卫气，发越阳气，祛邪外出，最后汗出而病愈。

每当我们因贪食而过度饱餐时，常会因中气不通而出现胃腹胀满、肢体沉重，严重时还会出现呕吐、腹泻、胃脘疼痛、食欲减退等症状。此时，揉搓胃脘大腹，拍打肢体，便可以消食化滞，通气除壅，重畅气血。

每当我们在生活中经受各种遭遇，情志不遂，而致气血壅滞不通、肝气郁结时，出现情绪抑郁、大生闷气、愤怒不平、焦虑烦躁、月经不调、失眠多梦、心烦意乱等不适。此时，拍打两侧肝胆经络，揉搓胁肋、小腹、胸膺、头颈，便可以调畅肝胆经气，疏肝解郁，舒情畅志，调理月经，安眠稳心。

人可能患各种疾病，身体会出现各种症状，而身体一"报警"，就是提醒我们施加拍打疗法的信号，让我们的手掌为身体实施一个良性的反馈。

即使没有明显的症状，也可以拍打经络，无病防病。

平时常拍打经络，便可以将很多疾病遏制住，小病不起，大病不生，给我们一个健康的身体和幸福美满的生活。

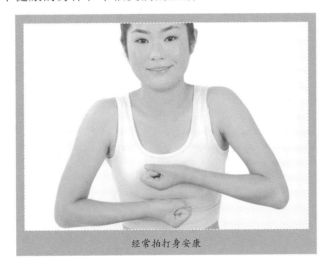

经常拍打身安康

第四节 快速认识全身经脉

1.十二正经

中医认为，人体有十二正经，各与一个脏腑相连，五脏六腑再加上心包，刚好一共是十二个，其规律是阴经配脏，阳经配腑。

十二正经左右成对，一共二十四条，同名经脉联系共同的脏腑。

十二正经的名字由三部分组成，一是手足，二是阴阳，三是脏腑。比如手太阴肺经，模式是手＋太阴＋肺。

具体的手足、阴阳和脏腑的配属关系过于复杂，此处从略，但在后文具体的治法中，会多次提及，大家见得多了，自然而然就能记住了。

十二正经的走行遍布周身上下、表里内外、躯干肢体、头面手足，其走行分布有一定的规律，大致如下。

手三阴经从胸走手，行于手臂内侧；手三阳经从手走头面，行于手臂外侧；足三阳经从头面走足，在腿部行于外侧和后侧，躯干部位分行于前中后，其中足阳明胃经走行于前面，足少阳胆经走行于两侧，足太阳膀胱经走行于后面；足三阴经从足走胸腹，行于大腿内侧和胸腹。

这是十二正经大致的分布走行，无论是手臂还是大腿，阴经都是太阴经行于前缘，少阴经行于后缘，厥阴经行于中间；而阳经则是阳明经行于前缘，太阳经行于后缘，少阳经行于中间。

其中，大腿内侧的足太阴脾经和足厥阴肝经其起始阶段的走行位置是颠倒的，在内踝上八寸处交叉之后才符合上述规律。

十二正经的名字和走行分布难以记忆，在此简要概述为下图。

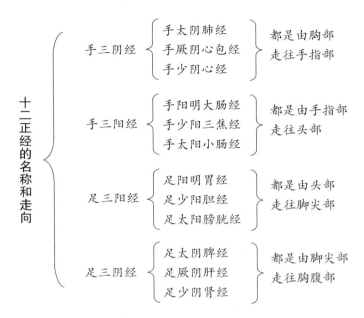

十二正经的名称和走向

手三阴经 { 手太阴肺经 手厥阴心包经 手少阴心经 } 都是由胸部走往手指部

手三阳经 { 手阳明大肠经 手少阳三焦经 手太阳小肠经 } 都是由手指部走往头部

足三阳经 { 足阳明胃经 足少阳胆经 足太阳膀胱经 } 都是由头部走往脚尖部

足三阴经 { 足太阴脾经 足厥阴肝经 足少阴肾经 } 都是由脚尖部走往胸腹部

大家不用担心，因为手掌是有一定宽度的，无论是在四肢还是在躯干，一只手掌可以覆盖住多条经脉。而且只要稍稍更换位置，就可以刺激到更多的经脉，所以不去具体记忆经脉的走行影响并不大，只要记住大致情况即可。

为了便于大家记忆，笔者以脏腑为核心将相关的经络走行总结成了歌诀。

手臂内侧心与肺，手臂外侧两肠配。

前胃侧胆后膀胱，大腿外侧三经汇。

脾肝肾行腿内侧，上冲腹肋胸胁位。

2. 奇经八脉

其实仅从基本功能上看，奇经八脉和十二正经相较并没有太大的区别。

中医将十二正经比喻成江河，将奇经八脉比喻成湖海，江河最终要汇入湖海。也就是说，十二正经的气血如果有盈余，会存于奇经八脉之中，待空虚之时再从八脉中提取出来为其所用。

如果人体气血旺盛，便会存于奇经八脉之中，此时人的各种生理功能自然是十分强大的，身体是健康的。

奇经八脉中任脉和督脉各有一条，分居人体前后正中线，任脉在前，督脉在后，都有专属于自己的穴位。

阴跷脉、阳跷脉、阴维脉、阳维脉分别左右成对纵行于下肢和胸腹，最后上达头面，一共八条。但它们没有专属的穴位，常借十二正经的穴位走行，因此能起到沟通十二正经气血、协调十二正经功能的作用。

阴维、阴跷等阴脉行于大腿内侧，上行走腹胸，从颈部交叉到对侧。阴跷脉到头颈后还会继续上行至鼻旁，最后止于内眼角。

阳维、阳跷等阳脉行于大腿外侧，再沿躯干两侧偏后的位置上行到肩部、颈部，但并不交叉，后继续上行至头面部，然后过顶，最后均止于后脑。

冲脉非常重要，有很多分支，和十二正经有着广泛联系，被称为十二经脉之海。

冲脉起于小腹"胞中"，下出会阴，继而从前面上行，分两支紧贴于人体前正中线左右上行于腹、胸、颈，最后止于咽喉、口唇、后鼻道。另一条分支下行于大腿内侧，最后至足，与足三阴经关系密切。

冲脉的功能主要隶属于肝经，所以调肝气就可以调冲脉。冲脉还跟女子月经有密切关系，又被称为"血海"。

最后是带脉，带脉非常特殊，其他经脉都是纵向的，只有带脉是横行的。带脉顾名思义，就像条腰带一样环绕于腰间，大致和裤带的位置相同。

大部分经脉会经过腰部，带脉实际上贯通了绝大部分经脉，所以带脉有"约束诸经"的作用。带脉还和女子白带、男子性能力、生殖能力等功能有关。

名称	分布情况	功能
\begin{center}——奇经八脉及分布情况简表——\end{center}		
任脉	人体前正中线	调节全身阴经经气
督脉	人体后正中线	调节全身阳经经气
带脉	环腰一周，状扣束带	约束纵行躯干的多条经脉
冲脉	腹部第一侧线	滋养十二经气血
阴维脉	小腿内侧，上行于咽喉	调节六阴经经气
阳维脉	足跟部、上行于颈项	调节六阳经经气
阴跷脉	足跟内侧、上行日内眦	交通一身阴阳之气，调节肢体运动，掌管眼睑开合
阳跷脉	足跟外侧、上行日内眦	交通一身阴阳之气，调节肢体运动，掌管眼睑开合

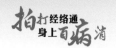

第五节 找准穴位很重要

人体穴位虽然多如牛毛，但有一些共性便于寻找。

一般来说，穴位位于骨头的凹陷或肌肉、肌腱的缝隙之中，只要知道了大概位置，用指尖仔细摸索就能确定其位置。

有些穴位位于骨头或肌肉的凸起之处。骨头的凸起容易摸到，肌肉的凸起就需要将肌肉绷紧，找到最高点。

这些在体表能摸到明显标记的穴位还是比较容易找到的，还有一些穴位没有什么明显标记，此时就需要在大致位置上用力按压，如果按对了位置，就会产生特殊的感觉，比如酸痛、麻痒、电击感等。

虽然人体穴位繁多，但只要按上述原则去仔细寻找，一般不会找错。

除了这些方法，距离的计算也很重要，可以减少寻找穴位的麻烦。

中医里有一种计算距离长度的方法叫"同身寸"，这个"寸"并不是尺子上的标数，它并不是一个固定的长度单位，而是因人而异的。

身材高大一些的人，"1寸"就长一些，身材矮小的人，"1寸"自然就短一些。

中医将拇指中间关节横向的宽度定义为"1寸"，或者将中指中节屈曲时手指内侧两端横纹头之间的距离看做1寸；将食指、中指、无名指三指并拢，以中指第一节横纹处为准，三指横量为2寸；四指并拢时横量的总长度为3寸，以此来计算一些长度，可以很快地找到穴位的准确位置。

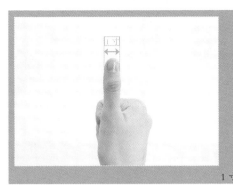
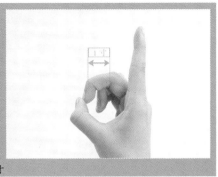

1寸

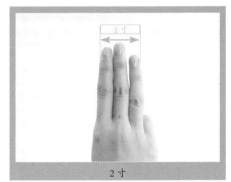

2寸

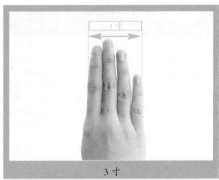

3寸

　　穴位的位置非常重要，但中医里有一句话叫"宁失其穴，勿失其经"，也就是说如果能找到经脉的正确位置，即使穴位找得不准也不会产生特别大的影响。所以大家没有必要记住太多的穴位，只要掌握了经脉的分布走行，再记住几个重要的大穴即可。

　　头面颈肩部有一些比较重要的穴位，比如百会、阳白、头维等。因为部位特殊，这些穴位用拳轮轻叩的手法或弹法为主，不能太用力，但意义是一样的。

　　小腹面积不大，一般一只手掌即可将这些穴位全部包括在内，拍打起来非常方便。以补虚为主时，最好采用轻手法，用缓和的力度，平稳的节律，因为这样更利于肾气的充盛，属于补法。用力拍打多是为了疏通经络，偏于泻法。

　　腹股沟是大腿和躯干连接的位置，足三阴经和足阳明胃经都从这里经过，是气血通行的重要部位，主要包括气冲穴、冲门穴、急脉穴等穴位。

　　腹股沟有大量的淋巴结，还有很多血管、神经走行其间，和外生殖

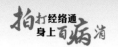

器有着密切的关系，地位非常重要。在中医理论中，这个区域的经络走行比较曲折，经气容易壅滞，因此时常拍打就变得非常有意义。

拍打腹股沟区可以治疗泌尿生殖系统病症，尤其对于男性性能力有促进作用。还可以疏通下肢经气，治疗腿痛足寒，改善股骨头的血供。

四肢肢体肌肉丰富，拍打非常安全，可以将拍打疗法的重点放在四肢上。

躯干上的穴位很多，因为经脉的走行大体上是纵向的，所以循着经脉上下拍打即可刺激这些穴位。

后背较高位置上的穴位因为位置特殊，所以不易用常规方法拍打。可以采用反手拳背叩击的手法，或者采用"靠背"的方式撞击刺激，比如撞墙或是撞树。

告诉大家一个规律，即阳经的穴位主要起到局部治疗作用，而阴经的很多穴位可以循经远传，治疗远端病症，或是内脏病症。

根据这个规律，在治疗肢体僵硬、疼痛、麻木等症状时，便可以主要选择阳经上靠近病灶的穴位；治疗内脏疾病和远端部位的病痛，便可以主要选择阴经上远离病灶的穴位。

当然，这个规律并不是绝对的。

第六节 拍打顺序要记牢

严格来说，拍打是很随意的，并没有固定的顺序，拍打的顺序要依个人的习惯而定，不能过于刻板统一。

但是为了防止遗漏，设定一定的顺序还是有必要的，下面介绍一下笔者拍打的习惯。

从上到下，按头颈、上肢、躯干、下肢的顺序拍打。

头部和躯干要从前到侧，再从侧到后，这主要是为了拍打方便。

四肢和躯干部位不方便两侧同时进行时，则要先左后右。

如果能够遵循这个顺序，便不会有所遗漏，而且这个顺序之中又有一定的医学意义。

首先，头为诸阳之会，手、足三阳经均经过头部，所以先拍打头部可以最大程度振奋阳气，从而引领周身气血，为后面的拍打做准备，同时又能使精神集中。

人体阴阳二气的分布是阳气位于上，阴气位于下，而清阳先升发于上便有利于促使浊阴沉降下行，所以拍打顺序最好从上到下。

先左后右是因为人体正气是左升右降，气机之升主要是由左侧引领的，气机之降主要是由右侧引领的，所以先拍打左侧更有利于引领气机的正常升降。

1. 头颈

头正身直聚精神，微摆脖颈微拔伸。

双手搓热干洗脸，从前到后力均匀。

拇指分开顾耳门，行至后脑池府轮。

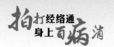

轻轻拍打脸绯红，头顶百会稍重震。

前额拳眼颌拳面，颊车耳前用拳轮。

头维阳白可弹动，脑后部位弹空音。

拍打前先揉搓

取坐姿或站姿，但无论是哪种姿势，都要把头放正，身体挺直，精神集中。

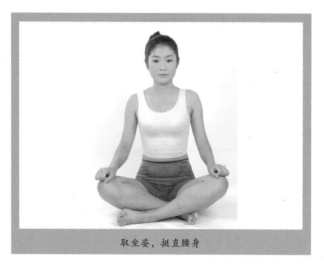

取坐姿，挺直腰身

先微微摇晃脖子以疏通头颈经络气血，然后脖子挺伸，有一种向上伸、向上拔的感觉，想象头顶可以碰到天。

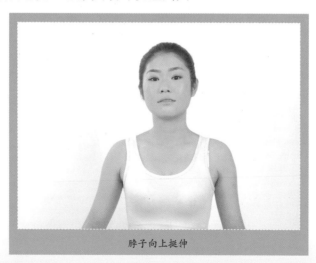

脖子向上挺伸

接下来将双手搓热，使掌心的气血奔腾活跃起来，然后按从前到上，再从上到后的顺序轻搓面部，力度均匀适中。

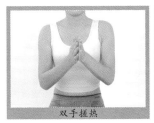
双手搓热

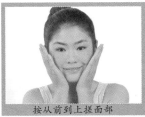
按从前到上搓面部

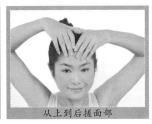
从上到后搓面部

双手发热是很有必要的，可以刺激接触部位的皮肤，诱使接触部位的气血活跃起来。

气血因热而行、因寒而凝，要想疏通经络要有一定的热度，所以搓热掌心在拍打动作之前不可少。

从前到上、再从上到后的揉搓顺序是因为头面诸脉的走行大都是纵向的。

搓脸的时候，两手拇指要展开，用拇指指腹搓脸的侧面，途中要顾及耳朵，将耳门、听宫、听会三个穴道揉开，行至后脑时要重点按揉风池和风府两穴。

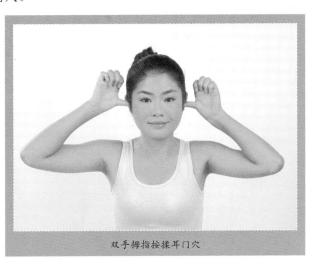
双手拇指按揉耳门穴

上述搓洗动作虽然不是拍打，但可以为拍打治疗打下良好的基础，是非常必要的准备工作。

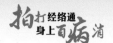

头面部掌拍法

搓洗过后便可以轻轻拍打脸部（以腮为主），逐渐加力，以轻度疼痛为度，脸部毛细血管会因为拍打而扩张，血液循环加快，面色绯红润泽。

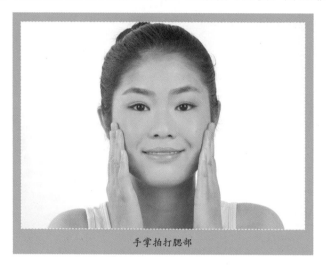

手掌拍打腮部

头面大部分区域肌肉较薄少，腮部肌肉相对丰厚，是拍打的重点区域。足阳明胃经主要循行于腮部，拍打腮部有利于胃气和降。

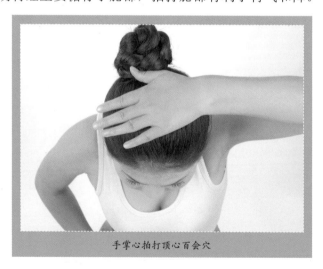

手掌心拍打顶心百会穴

百会穴为一身之极顶，可以提引周身之气。如果气脱昏晕，灸百会穴可以提气血，以上荣头面、促其苏醒。拍打也可以起到相类似的效果，坚持拍打百会穴，可以达到精神旺盛、思维活跃的目的。拍打百会穴力道以不造成头晕为标准。

头面部拳头叩击法和弹击法

前额、下颌、耳前等部位以骨骼支撑为主，可以用拳法叩击法和弹击法。

前额部位最适合用拳眼叩击

拳眼是握拳时拇指方向的位置，在虎口之前，方便收臂时触碰前额。双手轻握拳，双臂交替回收叩击前额，微微闭目，体会头部震动的感觉，以不感到头晕为度。

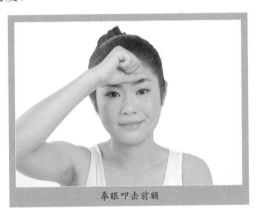

拳眼叩击前额

下颌部位则适合用拳面叩击

拳面是握拳时最前面的部位，面积较大，比较平整，且收臂时其方位最方便去触碰下颌。叩击时轻轻咬紧牙齿，力度要轻。

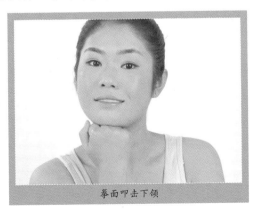

拳面叩击下颌

如果叩击手法正确，时间长了口腔内会分泌出唾液，可待唾液积累满口时慢慢将唾液咽下，有滋润气血的作用。

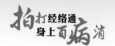

拳轮叩击耳前部位

耳前对应颊车、听宫、听会、耳门等穴。这个位置可以用拳轮叩击。拳轮由握拳时小指围成，叩击耳前部位时最为方便。

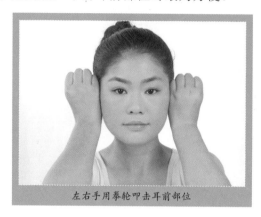

左右手用拳轮叩击耳前部位

叩击时左右手交替进行，手法要轻，有时会有轻微的耳鸣现象，不要担心，一般短时间就会消失。

弹击头面部穴位

头面部的穴位适合用弹击法，弹击法本质上就是拍打法，只是接触面积较小。主要穴位有两额角发际线处的头维穴（足阳明胃经），两眉中间正上方的阳白穴（足少阳胆经），及脑后部位重要的穴位，比如天柱、玉枕、风池等。

弹击风池穴时，先用手掌将耳朵堵住，再将食指叠在中指上面，食指向下弹出，以食指指腹拍击穴位。

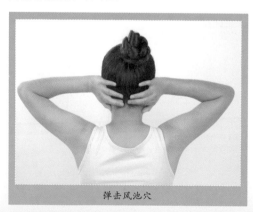

弹击风池穴

双侧可同时进行，也可以交替弹击。弹击时微闭双目，静心感受。因为耳朵被堵住，弹击时会听到"空空"的声音。

如果手法好也常会产生唾液，可将唾液分三口慢慢咽下。

颈项部位拍打法

因为颈项部易发生气血不畅的情况，下面介绍一下颈部的拍打方法。

双手频拍后颈部，发热肤红轻敲鼓。

脖颈两侧用力拍，颈前轻弹一线路。

先低头突出后颈，双手拍打，拍打到皮肤发热。因为颈部没什么肌肉，以骨骼和韧带为主，所以拍打时如同在轻轻敲鼓，脑部可以感受到比较明显的震荡效果。

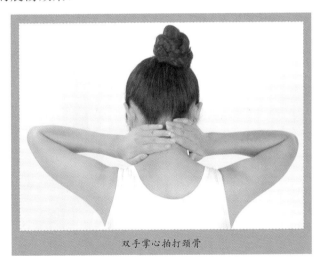

双手掌心拍打颈骨

颈侧部位可用同位手的手心拍打，但是因为角度问题，需要侧头才能完成，所以笔者常换手拍打，即先用右手叩打左侧，再用左手叩打右侧。

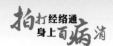
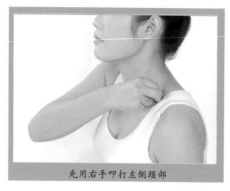
先用右手叩打左侧颈部

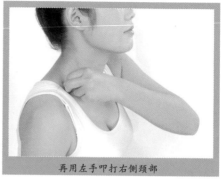
再用左手叩打右侧颈部

颈侧部位肌肉比较丰厚，所以拍打时可以稍微用力。

颈前正中是任脉的循行路线，但没有什么肌肉，不适宜拍打，可以改用轻弹法。

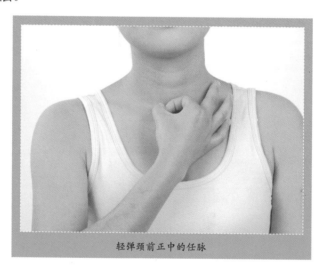
轻弹颈前正中的任脉

2. 上肢

<u>手臂内侧肩向手，手臂外侧手向肩。</u>

<u>双手抱肩甩着拍，腋下手背轻轻震。</u>

上肢拍打比较简单，手臂内侧拍打的方向是从肩膀朝向手。手臂内侧走行的是手三阴经，手三阴经从胸走手，中间经过肩，所以从肩拍到手是顺着经络方向的。

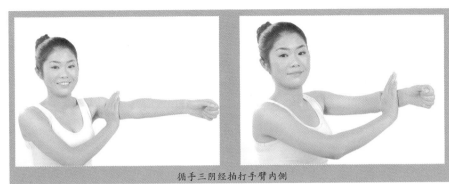

循手三阴经拍打手臂内侧

手臂外侧是手三阳经的部位，正常走行方向是从手到肩，所以拍打顺序是从手朝向肩。

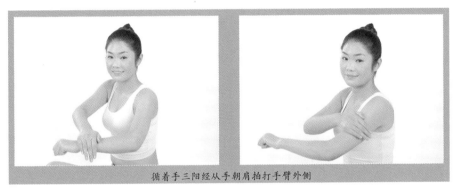

循着手三阳经从手朝肩拍打手臂外侧

手臂到肩膀都容易拍打，但是肩膀稍靠后的位置不容易够到，可以采用双手抱肩的姿势。这个姿势类似于跟自己拥抱，此时右手掌心正好扣在左肩上，左手掌心正好扣在右肩上。

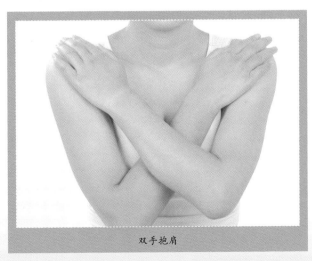

双手抱肩

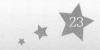

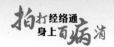

但这个状态下手臂是端着的，如果还像平常那样拍打是比较累的，可以用甩手法拍打，这个动作虽然幅度比较大，但主要用的是大臂肌肉而不是小臂肌肉，不仅不太累，还能加大拍击力度。

全都拍完之后再拍腋下，腋下不好拍，因为它是凹进去的，如果用空心掌去拍效果不好，而且腋下神经非常敏感，痛觉敏锐，太用力则无法耐受。所以笔者一般改用手背，这样一来不但手形适合，力道也能自然而然地减轻。

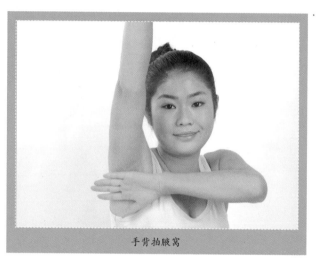

手背拍腋窝

3.躯干

胸部肉厚响如鼓，女子乳房勿碰触。

大腹拍打肉震颤，肠鸣声响矢气出。

小腹轻拍精气固，丹田受震热气足。

若有津液口中出，三次吞下送丹炉。

胸部肌肉比较结实，可以用力拍打，声音如同敲鼓，但是女子乳房不便用力拍打。

腹部一般有很多脂肪，比较安全，可以用力拍打。

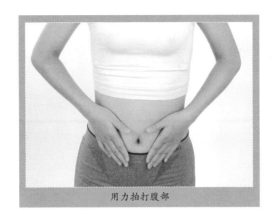
用力拍打腹部

此时肠腑受到刺激，肠蠕动会增强，肠中废气会被催动下行，矢气增多。只要环境允许就不要忍着，把废气排出来是非常必要的。有时效果比较好，还可以产生便意，对于治疗或缓解便秘是很有效的。

小腹痛觉神经比较丰富，不能用力击打。

小腹是丹田所在区域，且与肾气相应，轻轻拍击可以振奋肾气，固护精气，拍打时一般会感觉小腹发热。

此外，丹田部位是元气生发之所，元气受到震荡之后，可以循三焦上行，一路灌溉诸脏腑，甚至可以上行到头面，入五官。所以有时可以促使口中生出很多唾液，道家称为"玉液"，这是气息上下贯通的征象。此时千万不要把唾液吐掉，要分三口将唾液咽下，想象唾液走行胸腹内诸脏腑，一路滋养布散，最后直降至丹田。道家称丹田为炉鼎，是生内丹的地方。

中线拍打避鸠尾，上下连续往来回。

横向拍打顾带脉，左右开合循腰围。

侧身拍打章京穴，力度适中护胁肋。

曲臂内拍如振翅，微觉胀痛勿伤肺。

在胸腹部位，中线的任脉和腰部的带脉非常重要，可以单独进行拍打。

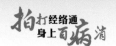

任脉在正中线，而足少阴肾经、冲脉等经脉紧挨中线两侧循行。

这些经脉的走行方向，有的由上向下，有的由下向上，所以要上下来回拍打。但鸠尾穴比较脆弱，要尽量回避，不能用太大的力道。

带脉环腰而行，左右来回拍打，力量可以适当大一些。

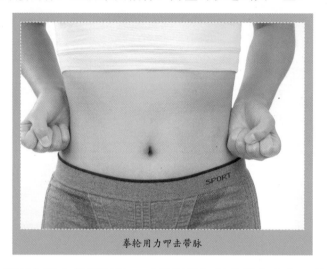

拳轮用力叩击带脉

身体侧面主要走行肝胆经，对于调畅气机非常有意义，拍打带脉之后可顺势拍打身体侧面的穴位，以章门和京门两穴为主。

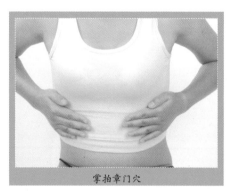

掌拍章门穴

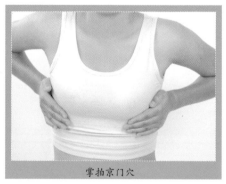

掌拍京门穴

最后拍打体侧的大包穴，最好用振翅法，将手臂屈曲起来，像鸟拍打翅膀一样拍击体侧。

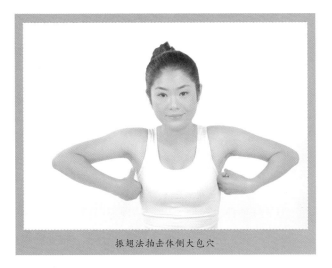
振翅法拍击体侧大包穴

振翅法力道相对较大，所以要集中精神，呼吸和缓，力度适中，微微感觉有些不适感，有些胀痛就可以了。

后背撞墙震膀胱，督脉亦在中间藏。

弯腰拍打腰间穴，渐渐生热防风伤。

前面和侧面拍完之后还剩下后背，自己拍打后背非常不方便，所以可以用撞墙或撞树的方法。

后背主要有两条经脉，一条是督脉，在正中线，督脉总督一身之阳，非常重要；另一条经脉就是足太阳膀胱经。

足太阳膀胱经是人体最长的经脉，穴位最多，走行路程最长，覆盖范围最广，涉及面积最大，主一身之藩篱，为一身之表，有护外防邪之功。

外邪侵袭人体，尤其是风寒之邪，一般先从膀胱经切入，然后才逐步传里。

所以足太阳膀胱经就相当于戍边的军队，其气血应当充盛且固秘，否则虚邪贼风会乘虚而入，百病丛生。

足太阳膀胱经左右各有一条，在后背每条主线又分为两条，所以后背的膀胱经其实一共四条，可见其覆盖范围之广。

撞后背不但可以强健肌肉，还可以震荡经气，等气血平复之后，增强固秘之性。

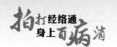

后背也有很多要穴，主要是督脉、膀胱经上的穴位。因为位置特殊，需要弯腰才便于拍打。拍打可以疏通经气。经过拍打还会逐渐产生热度，可以固护精气。

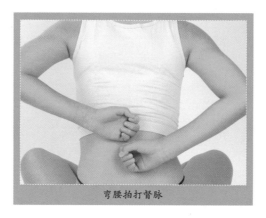

弯腰拍打督脉

拍打时一定要注意保暖防风，因为经气受到震动之时，气血必定会暂时浮泛飞扬，毛孔也会张开，则其固秘之性暂时变差，失于固护之性，直到经气安稳下来才比较安全。

4. 下肢

臀部拍打肉震颤，中指弹击尾闾尖。

五指伸展盖三位，股沟两胯四头全。

拍胯叩腿捶股沟，捶法拍法互更换。

膝盖周边掌心空，拍打三里肉发酸。

架起四字拍小腿，大腿内后一并算。

拍打足背渐麻木，勿忘手背打涌泉。

臀部脂肪非常厚，可以用力击打，主要刺激环跳穴。

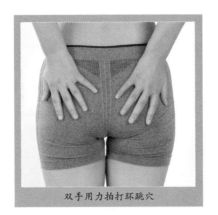
双手用力拍打环跳穴

两侧臀部中间后正中线的位置是凹进去的，拍不到，可以改用食指或中指弹击。后正中线最末端的部位便是尾闾，也叫长强穴。

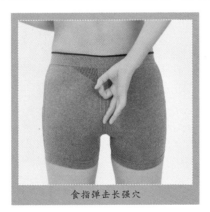
食指弹击长强穴

然后五指伸开拍打大腿。

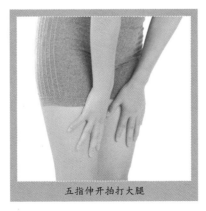
五指伸开拍打大腿

此时手掌覆盖面积大，可以覆盖腹股沟、两胯和股四头肌（股四头肌就是大腿正面最厚最大的那块肌肉），这样拍打就可以同时刺激这三

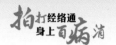
个部位，效率较高。

当然，这三个部位所延展的区域是很广阔的，仅凭一只手掌自然无法完全覆盖，所以接下来要分开拍打。

胯部肌肉比较薄，骨骼比较表浅，但是关节比较结实，面积也宽大，可以较为用力地拍打。

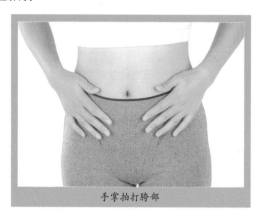

手掌拍打胯部

股四头肌用拍法和空心掌叩法均可，这个部位肌肉丰富，可以稍用力拍打，将皮肤拍打至发红发热。

腹股沟区比较柔嫩且神经丰富，不能用力击打。如果采用坐姿，腹股沟区是凹进去的，不方便拍打，所以笔者习惯握拳捶打。如果采用站姿或是仰卧位，拍打的效果也很好。

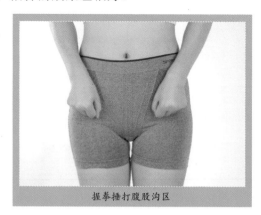

握拳捶打腹股沟区

髌骨没有丰富的软组织保护，神经也较敏锐，可以采用掌心拍打。因为形状特殊，拍打时要将手掌变成碗状，同时屈腿使膝盖凸出。

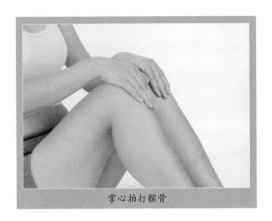

掌心拍打髌骨

再向下是小腿，先拍打足三里穴，附带拍打小腿外侧肌肉，效果比较好的时候，会有酸痛感。

在坐姿时，将小腿架起来，放在另一侧大腿上，呈阿拉伯数字的"4"字形，这时大腿、小腿的内侧和后侧都比较充分地暴露出来，可以用力拍打。

最后是脚部。脚背虽然没有丰富的肌肉，但对疼痛并不敏感，可以稍用力拍打，直到感觉足背发麻。

足心是向上凹的，所以用手背拍打比较合适，尤其是涌泉穴。

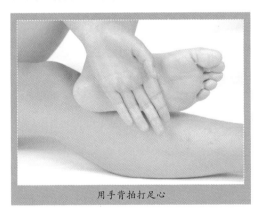

用手背拍打足心

人的足部汇聚了很多经脉，且肌肉不丰，所以经络比较表浅，拍打足部舒通经络的作用更佳。

以上便是笔者的拍打顺序，但这并不是唯一的顺序，大家可以按自己的习惯形成固定的套路。

第七节 时间频率需适当

前文提及过，拍打可以激活经脉气血，但气血长时间受到刺激，过于活跃也不是什么好事。一来可能会损耗气血，二来会使经气失去固秘平稳的状态，从而导致生理功能紊乱。而如果拍打不足就起不到明显的效果，因为对气血激发的程度不够。

换句话说，凡事都要有一个度，过度不行，不足也不行。

所以拍打要有适当的时间频率，不过并没有明确的量化标准，而是因人而异的。

总的来说，正常的拍打刺激相对而言还是比较弱的，要积累较长的时间才能真正起效，"预热"时间比较长。所以拍打的量可以多一些，一般情况下不会造成过度。

1. 养成每天拍打好习惯

人体的经脉气血一天运行一个周天，每一天气血都从始点经过复杂的运行最终再回归到起点。

最好养成每天拍打的好习惯，通过外力对经脉气血的运行进行积极主动地影响，久而久之便能形成规律。

可以选择在每天早晚各拍打一次，如果病情较为严重者，可以每天早中晚各一次，至少要每天一次，否则效果就不明显了。

大家一定不要因为嫌麻烦而偷工减料。一般来说，人形成一种习惯需要21天，所以一定要坚持。一旦形成了习惯，如果到时不拍打，心里都会感觉不舒服。

2. 每次拍打时间要记牢

（1）对于身体健康的人来说，每次在拍打头部、肩膀、腋窝、肘部和膝盖等部位的时候，保证每处1～5分钟即可，每天拍打次数也不用过多，维持 1～2 次便可以了。

（2）对于亚健康状态的人来说，某些身体部位功能不佳，除了要拍打上面所提到的各个保健部位之外，还应该在病灶处增加拍打时间，一般要保证每处拍打时间在 5～30 分钟，一天至少拍打 1～2 次。

（3）对于有明显病灶的患者来说，除了要拍打保健部位之外，还应重点拍打病灶处，时间至少为半小时。例如患有肩周炎、颈椎病、腰腿疼痛、头痛失眠等病症的患者，可以重点拍打患病部位。

（4）对于手臂无法上举，腿不能行走，或者患有心脏病、高血压、糖尿病、癌症等疾病的患者，可以将所有需要拍打的保健部位以及病灶周围的部位都拍打 1 小时以上，每天拍打的次数也增加为 1～3 次，等到病情有所缓解的时候，再酌情减少拍打的时间与次数。

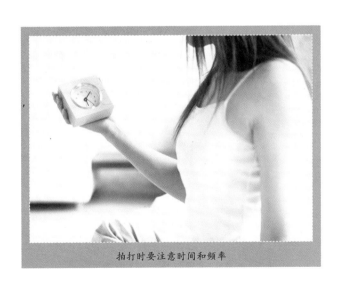
拍打时要注意时间和频率

3. 身体状况有好转也要继续坚持

通常情况下，在拍打几次之后，身体的情况会好转，也不再像以前一样容易出痧，但此时仍应该继续坚持拍打，无论是否出痧。拍打对身体是有好处的，不仅可以疏通经络，还能达到保健治疗的功效。

因为人的自我感觉和疾病的程度并不总是成正比的，有时病势未去，

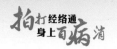

已经不再难受了，此时如果放弃拍打，其实是给疾病提供了卷土重来的机会，是非常不明智的。

4. 拍打的时间频率无绝对，因人而异

虽然笔者提供了一套拍打的时间频率建议，但仅供大家参考，拍打的时间频率并没有固定标准，都是因人而异的。

最适合自己的标准才是最好的标准，所以大家可以以自我感觉为标准，最起码要做到拍打后比以前舒服，要求再高一些则要做到周身舒畅、神清气爽、微微出汗、口中生津、呼吸顺畅、心气安稳、睡眠充足、手足暖和。

第八节 动作要领谨遵守

　　前文提及过拍打疗法的手形，主要有掌法、叩法、拳法和弹法，本节进行详细介绍。

　　笔者将这些拍打动作的要领总结成了几句歌诀。

　　拍打掌法最常用，掌击生痛气血升。

　　宽平厚实用力拍，经气活跃血速行。

　　叩法手凹如悬空，更易震颤皮肉动。

　　深邪松解浮于表，出痧散痧病安宁。

　　这些手法中，掌法最简单，也最常用，一般用在面积较宽大、皮下软组织比较丰富厚实的部位。

　　掌法分为两种，一种是平掌法，五指略分，掌心平整，用于拍打胸、腹、腿等较为平阔的体表区域；另一种是叩法，将五指并拢，掌心凹陷悬空，叩法能增加震颤感。

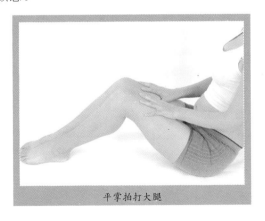

平掌拍打大腿

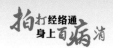

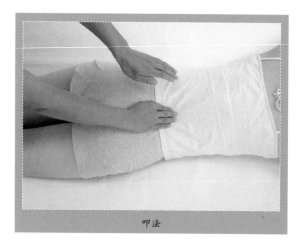

叩法

平掌法和叩法最适合震动松散掉深处的邪气，使邪气浮散达表，易产生痧疹。

拳分面轮背心眼，曲折关节大凹陷。

腋腘肘窝腹股沟，指松空心方震颤。

拳法虽然只有一种握拳的手形，但可以根据不同的情况应用拳头的不同部位。拳头分为拳面、拳轮、拳背、拳心和拳眼。

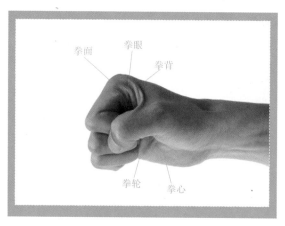

拳法手形较小，和身体的接触面积自然也小，一般用在身体凹陷部位，主要是腋窝、腘窝、肘窝和腹股沟。

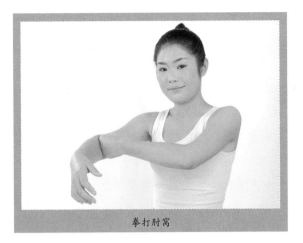

拳打肘窝

拳头虽然象征着力量和硬度，但在拍打疗法中，震颤的效果更好。握拳时要成空心拳，同时五指放松以便互相撞击，这样能制造出更好的震颤感。

小坑凹陷掌难触，手指弹击用力足。

重要穴位亦如是，或须轻弹方不误。

弹击法是一种变相的拍打法，主要用于一些小面积的凹陷部位，手掌难以充分接触，常是骨多肉少之处。

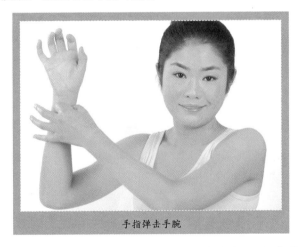

手指弹击手腕

拍打穴位时宜用弹击法，用力弹拍以刺激穴位。但有些重要的穴位不能太用力，否则可能会造成损伤。

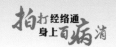
第九节 进行拍打时的注意事项

1. 注意放松

拍打前，要活动一下手腕。拍打时全身要放松、自然，不要紧张，颈直胸挺，呼吸平稳，排除杂念。

2. 拍打时用力要适当

应先轻后重、先慢后快、快慢适中、不宜过猛，一般有热、胀、酸、麻的感觉即可。有病变的关节肌肉处用力可稍大些，节奏可稍快些。拍打胸腹部时动作要稍轻，不要重拍重捶，以防损伤内脏。

3. 循序渐进

拍打时应循序渐进，持之以恒，周到全面，不可东一下西一下地胡乱拍打。年老体弱者不能一次拍完，中间可以休息一下。拍打最好安排在早晨起床后进行。

4. 轻为补，重为泻

如果身体脏腑存在实邪，可以拍打至起痧；而对于身体虚弱的人群，适当拍打即可，不必强求出痧，能保持经络通畅即可。四肢拍打可以稍微用力，除了采用大面积掌法拍打外，还可以采用捶打或用五指尖点击的方式，更有针对性。

5. 拍打时应避风寒

拍打时不可用电扇或空调直吹，以免风寒之邪通过开泄的毛孔进入体内，引起新病。非用空调不可，必须用最小风力，升高温度，在26℃以上。

6. 拍打后要喝水补充水分，不要立即洗澡

拍打前后饮用姜枣茶最好，也可饮热水，可适当补充消耗的水分，防止头晕疲劳，促进新陈代谢。拍打后不要立即洗澡，1小时后方可温水淋浴，切忌用凉水，少用洗浴液。

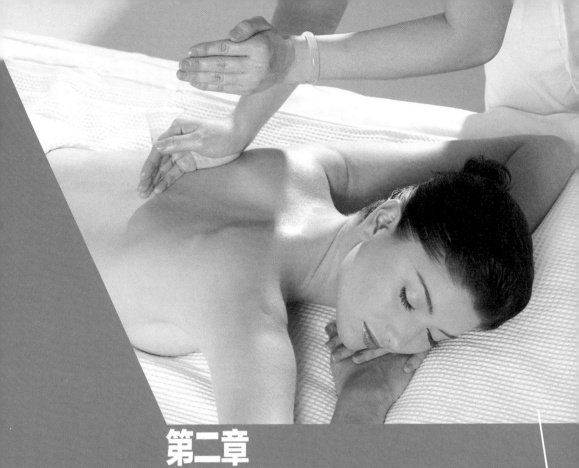

第二章

拍打保健养生，防患未然身安康

　　《黄帝内经》强调不治已病治未病，在身体没有疾病征兆时，或仅有小病小痛之时就着手处理，会省去很多麻烦。保健养生是一种积极的意识，防患于未然才是王道。

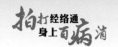

健脾养胃

中医认为，脾胃属土，居中央，为后天之本，既可以长养万物，又可以承载接收万物。

胃主腐熟，脾主运化水谷精微，脾胃可以灌溉五脏六腑，滋养四肢百骸。

胃的气机主降，如果胃气虚则食欲缺乏，胃气不降则恶心、呕吐、胃脘胀满疼痛。

脾主升清，运化水湿。脾藏五味，上涉五官清窍。如果脾气虚则不能升清，头面失于滋养，水谷不能运化，消化功能亦受影响。常出现头晕发昏、鼻塞、嗅觉减退、口中无味、腹泻、腹胀、水肿、肢体沉重、痰多、便秘等。

脾属阴脏，胃属阳腑，其气一升一降，互为表里，共主肌肉、手足四末。

如果脾胃气阳不足，可以出现消瘦、手足发冷。

当大家出现这些症状的时候，最有可能的情况就是脾胃虚弱、升降失常。

此时可以通过拍打疗法健脾养胃，助养后天之本。

> **治则：** 健脾养胃。
>
> **经穴及部位：** 脾经、胃经。其中，隐白、三阴交、胃脘区、脐周、足三里尤为重要。

1. 脾经

（1）经穴介绍

足太阴脾经起于蹈趾内侧，循足内侧上小腿，先走中线，上升到内踝上八寸之后，走向前缘，此后一直沿着大腿内侧前缘上升，到腹股沟冲门穴附近穿入腹部。在体部还有一条分支，大致沿着侧腹、侧胸向上升，到达肩前，向外侧转折，最后止于大包穴。

前面提及过，阴经的特点是远端传输效果明显，所以脾脏虽然在腹腔里（中医的脾是一个功能单位，和西医的脾不完全一致），拍打足太阴脾经可以调理脾的功能。

（2）具体操作方法

拍打脾经的方法并不固定，只要沿着脾经的循行路线拍打即可。下面为大家介绍一套拍打疗法。

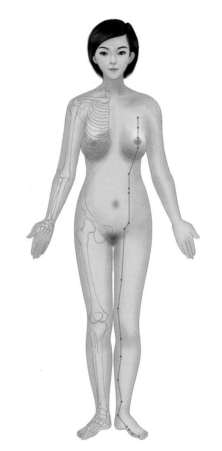

脾经

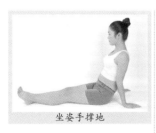

坐姿手撑地

①取坐姿，双腿前伸，双手支撑在身后，身子挺直，做几次深呼吸。

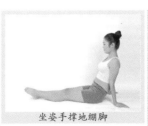

坐姿手撑地绷脚

②轻伸双腿，绷直脚背，再用力勾脚，目的是拉伸腿部肌肉，从而初步刺激腿部经络。

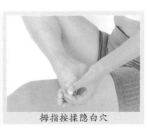

拇指按揉隐白穴

③将右脚搬到左腿上，左手找到右脚姆趾趾甲根内侧，这里是脾经的第一个穴位隐白穴。

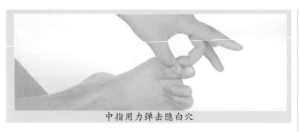

中指用力弹击隐白穴

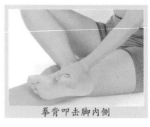

拳背叩击脚内侧

④用左手中指用力弹击隐白穴10次，感到穴位发酸发胀。经络敏感者会觉得脚趾发热，甚至热气上行至脚踝。

备注：隐白穴是脾经的起始穴，是井穴，意思是经气开始生发的地方，所以重点刺激隐白穴可以为后面的拍打建立良好的基础。

⑤左手成拳，用拳背用力叩击右脚内侧100次。

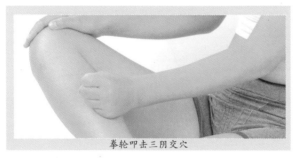

拳轮叩击三阴交穴

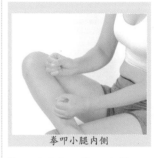

拳叩小腿内侧

⑥找到三阴交穴，左手成拳，用拳轮叩击三阴交穴，先慢后快，力度渐增，共叩击100次。

备注：三阴交穴是脾经的要穴，其气通达于足三阴经，不可忽视这个穴位的重要性。

⑧换左侧重复操作一遍。

⑦双手成空心拳，交替叩击小腿内侧，直至皮肤发红发热。速度要先慢后快，手腕放松，要有震颤感。

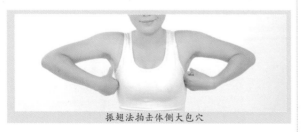

振翅法拍击体侧大包穴

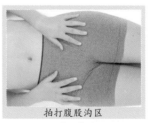

拍打腹股沟区

⑨坐起，用振翅法内振两侧的大包穴，约50次。呼吸要和动作配合好，精神要集中，可以减轻内振时带来的不适感。

⑩仰卧，双手五指略分，成平掌，用力拍打大腿内侧。然后力度略减，拍打腹股沟区，次数不限，直到局部发热。

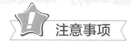

注意事项

　　拍打时需要注意，拍打的目的是为了振奋经气，益气生血，但过度拍打很容易导致气血损耗。所以拍打不能太用力，时间不能太长，不过可以多次拍打，但中间要间隔一定的时间，同时注意保暖防风。

　　要以所拍打部位产生轻度疼痛、发热、酥麻等感觉为佳，一旦产生这些感觉就可以停止，等感觉消退之后，让气血充分安歇回复，再开始第二轮拍打。

2. 胃经

　　足阳明胃经是阳经，阳经上的穴位受刺激时远端传输效果较差，所以治疗脾胃虚弱时不必拍打胃经全部路线，选择离胃腑比较近的体表位置和一些穴位即可。主要包括胃脘区、脐周、足三里穴。

　　胃脘区即剑突下巴掌大的一片区域。脐周即肚脐两侧，足阳明胃经从此区域经过，左右两条经脉主线平行，各自离正中线约2寸。

　　脐周区域在中医里又称为"大腹"，同时也是脾经的分野，内连肠腑，所以刺激此区域也可以激活脾经经气、刺激肠蠕动。

　　足三里穴在膝下四指，胫骨外一横指的位置上。

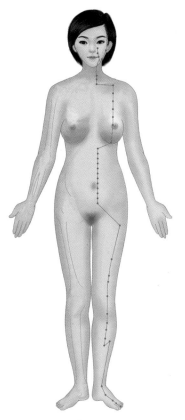

胃经

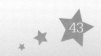

（2）具体操作方法

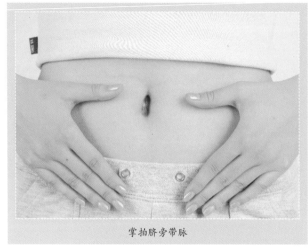

掌拍脐旁带脉

①仰卧，双手成平掌，左右交替拍打脐旁大腹（也是带脉的位置），以发出鼓音为佳。力度先轻后重，以可以耐受为度。拍打次数不固定，一般以36、72或108等数字为标准。

备注：36下也好，72下也罢，都并没有什么深意。古人将这些数字说得非常神秘，其实多几下少几下影响不大，心里默数数字的目的只是为了让人精神能够集中；在拍打时，很多人都会感到胃肠蠕动增强，出现咕噜噜的响声，在中医里这是胃气畅通的表现；这种手法虽然简单，但效果非常明显，可以缓解胃胀、胃痛等症状，过后会感觉非常轻松。

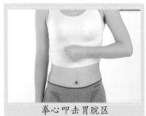

拳心叩击胃脘区

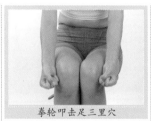

拳轮叩击足三里穴

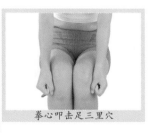

拳心叩击足三里穴

②双手变拳，用拳心叩击胃脘区。力度仍是先轻后重。要注意回避剑突。

备注：这个动作对于进食过多造成的胃部胀满效果很好。但吃得太多时，力道要适当减轻。

③坐在椅子上，双腿自然下垂接地，俯身找到足三里穴，用双手拳轮同时叩击两侧足三里穴，各20次，效果好时会感觉穴位非常酸胀，甚至可以周身出汗。

④休息片刻，改用拳心叩击，各20次。

备注：细心体会会发现，用拳轮和拳心叩击足三里穴的感受有不同。用拳轮时力度更集中、更深入，而用拳心则更易产生震颤。前者偏于刺激胃气，属远传效应，而后者则偏于疏通腿部经气，属局部效应。

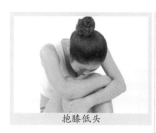
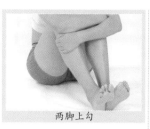
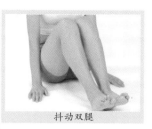

抱膝低头	两脚上勾	抖动双腿

⑤休息片刻，双腿屈曲、并拢，双臂环抱住小腿，用力抱紧，头埋在两膝之间。

⑥两脚上勾，小腿用力绷紧肌肉，深呼吸 10 次。

⑦抖动双腿，放松肌肉。

备注：前面说过，阳经远端传输的效果不太明显，但是足三里穴非常特殊。刺激足三里穴可以调理胃腑，而且足三里穴有显著的补虚作用，不但可以强胃健脾，还可以强壮身体，增强抵抗力。

第二章　拍打保健养生，防患未然身安康

注意事项

吃得过饱时，不要用力刺激胃脘区，以免加重不适感，甚至造成呕吐、胃痛。

拍打足三里穴可以稍微用力，因为此处肌肉比较丰厚，要将肌肉拍得酸痛酥麻效果才好。

如果震颤手法用得好，这种感觉可以传至整个小腿外侧，其实就是循经感传效应，这说明经络畅通了，经气流行速度加快了，更有利于胃腑的强壮。

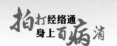

疏肝解郁

肝主疏泄，喜条达，恶抑郁，其气升发，可以调理全身气机，调畅情志，主谋虑，与胃病和女子月经也有密切关系。

肝气最易受抑，因为总会有很多事情让我们情绪不能抒发，情感不能畅快，志向受到抑制，中医称为"情志不遂"。此时便常导致情绪异常，可以引发焦虑、烦躁、抑郁，如果抑郁过重，还可能郁而化火，导致脾气暴躁。而肝气郁时还可致全身气机不畅，出现耳鸣、胸胁胀痛、失眠、多梦等病症，这些症状女性更为常见。肝气郁时，胃和月经两方面的异常体现得非常明显。胃属土，肝属木，而木常克土，故肝郁可横逆犯胃而致胃胀、胃痛、反酸、胃灼热、消化不良等病症。女子月经与冲脉有关，冲脉隶属于肝经，所以肝气郁可致月经不调。

综上可知，肝气郁时，主要以情志、胃、月经三方面的症状最为多见，最为明显。使肝气舒畅，肝气有所发泄，此即疏肝解郁。

此外，胆亦属木，为少阳升发之气，主决断，与肝互为表里关系，常与肝气配合，同时行使一些重要的生理功能，所以疏肝解郁时也要将胆腑考虑在内。

治则： 疏肝解郁。

经穴及部位： 肝经、胆经、血海穴。其中，大敦穴、章门穴、期门穴、日月穴、京门穴、小腹、胁肋、体侧尤为重要。

血海穴是治疗血症的要穴，所以月经不调时可以选择血海穴进行拍打。

因为肝经、胆经都循行于小腹和体侧，所以笔者平时常将两条经络并在一起进行拍打，这样更加方便，效果也更好。

1. 肝胆经

（1）经穴介绍

足厥阴肝经起于踇趾趾背的丛毛里，走足内侧上行于小腿前缘，升到内踝上八寸时，折向小腿中线，一直上升到腹股沟急脉穴附近入腹，一条支线走体表，从小腹上升到两侧直达章门穴，最后止于第六肋间隙，在乳头正下方。

在操作时，肝经循行的部位要全部拍打。

足少阳胆经起于头侧，向下沿颈侧至胸前两侧，然后沿身体两侧胁肋部下行至小腹，再沿腿外侧下行至足。

胆经是阳经，在拍打时并不取全部路线，以日月、京门、体侧、小腹等部位或穴位为主。

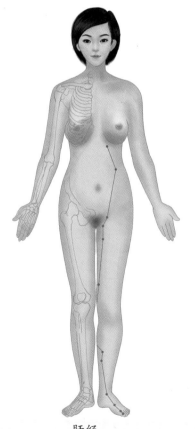

肝经

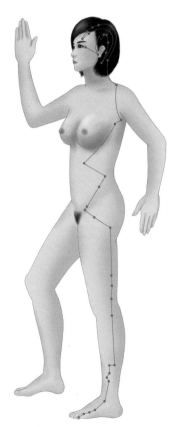

胆经

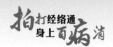

（2）具体操作方法

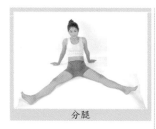

分腿

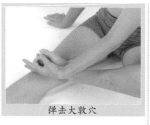

弹击大敦穴

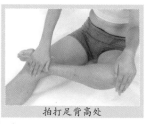

拍打足背高处

①取坐姿，双手支撑在身后，双腿伸直分开尽量将角度开到最大，体验大腿内侧肌肉被拉伸的紧绷感，同时绷直脚尖。深呼吸 10 秒。

②将双腿收回，左脚搬到右腿上，先弹击跨趾背面的大敦穴。大敦是肝经的井穴，可以振奋经气。手法不要太重，以出现酸胀感和轻度疼痛感为度，共 50 次。弹击时拇指要悬空且放松，这样效果更好。

③用力拍打足背高处，次数不限，直到感觉足部发麻。

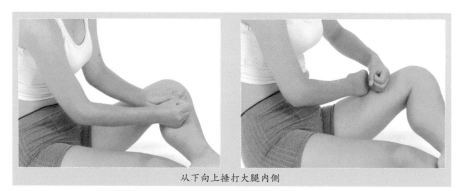

从下向上捶打大腿内侧

④双手成拳，捶打小腿和大腿内侧，位置从下渐渐移向上。每个拳心覆盖的区域拍打100 下。力度稍重，以感到轻微疼痛为度。

⑤换另一条腿，方法和顺序同上。

备注：疏肝解郁是为了调畅气机，疏通阻滞的气血，所以震颤感要强，只有这样才能更有效地刺激经气，使气血受到震荡得以激发。

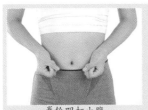

拳轮叩打小腹

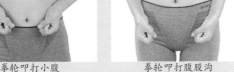

拳轮叩打腹股沟

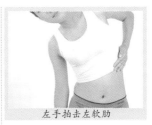

左手拍击左软肋

⑥仰卧，变为"空心拳"，用拳轮叩打小腹及腹股沟部位。

备注：此时力道要适当减轻，因为小腹痛觉较敏感。但震颤感不能减退，手要进一步放松才能加强震颤感。

⑦取站姿，身体弯向右侧，将左腰肋向左凸出。左手拍击左胁肋。力度由轻至重，以疼痛可以耐受为度，共50下。

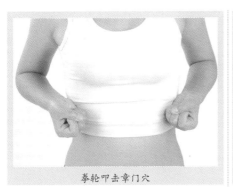

拳轮叩击章门穴

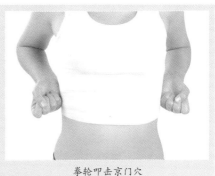

拳轮叩击京门穴

⑧找到章门穴和京门穴的大致区域，手成拳，用拳轮叩击这两个穴位，共50下。力度要轻，以感到轻微胀痛为度。

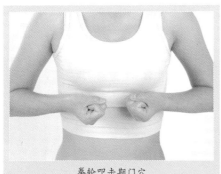

拳轮叩击期门穴

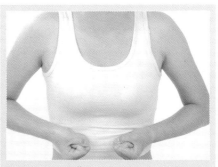

拳轮叩击日月穴

⑨手成拳，用拳轮叩击期门穴和日月穴所在区域。力道渐渐加重，以出现轻度酸胀疼痛感为度，各叩击50下。叩击时配合深呼吸，精神要集中。

备注：期门穴和日月穴分别在第六、第七肋间隙，乳头正下方。这两个穴位非常重要，期门是肝的募穴，日月是胆的募穴，可以直通肝胆气。

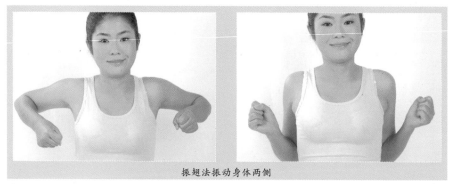

振翅法振动身体两侧

⑩坐起，用振翅法振动身体两侧，呼吸要平稳，震荡感要明显，共20次。

肝气郁的患者有时可有明显的胸胁肋等部位胀痛（古人所谓的"胁"，是胳膊内侧所对应的侧胸部，即软肋的上方，大包穴所在的区域），是肝郁的典型症状之一。这种胀痛感医书上称为"内有攻撑"，就像皮肉里面有东西向外支撑那样的胀痛。

拍打叩击胁肋、体侧、章门、京门、期门和日月等部位及穴位能产生直接的疏肝理气效果。

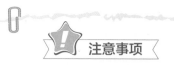

注意事项

小腹、体侧、胁肋这三个部位对疼痛非常敏感，所以拍打叩击时手法不能太重。

呼吸在中医里对周身气机是有影响的，所以在拍打肝胆经时，呼吸要深长缓和平稳，这样效果更好。

（1）经穴介绍

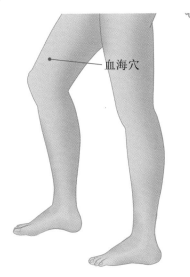

血海穴

血海穴是脾经的穴位，在膝盖内侧上方，股四头肌肌肉内侧头隆起的部位，按上去会产生酸胀感。顾名思义，血海穴对于治疗血病有非常好的效果，可以治疗月经不调。如果因为肝郁而造成月经不调，可以配合血海穴进行辅助治疗。

（2）具体操作方法

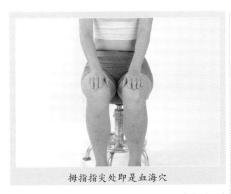

拇指指尖处即是血海穴

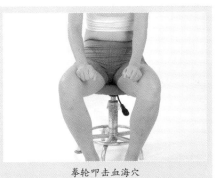

拳轮叩击血海穴

①取坐姿，双腿自然下垂，双手掌轻轻放在大腿上，五指自然落在膝盖，此时，拇指指尖所对的部位大致就是血海穴。

②双手成拳，同时用拳轮叩击血海穴各10次，力量要大一些，这样才能产生强烈的刺激效果。

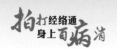

养心安神

中医认为，心属火，主血脉，开窍于舌。

心藏神，主神明，贵明润，恶昏蒙，当含敛，勿浮露，为君主之官，故有"主不明则十二官危"的说法，意即心神不明，其余脏腑都会受到波及而出现病症。

心的病变可以有多种类型，其中心虚证所占比例非常大，心虚证类型也比较多，诸如心气虚、心阳虚、心血虚等。

心虚时，神失所养，故常会出现神志浮动的症状，如失眠、心悸、易惊、烦躁、健忘等。

此时当养心安神，使心气充，心血足，神受滋养，明稳安然。

> **治则**：养心安神。
>
> **经穴或部位**：心经、心包经、任脉、膈俞、肝俞、百会、丹田、命门、涌泉。

1. 心经、心包经

（1）经穴介绍

手少阴心经起于腋下极泉穴，沿手臂内侧后缘走行向手，最后止于小指内侧少冲穴。

手厥阴心包经起于乳头外一寸的天池穴，绕经肩部折向手臂，沿手臂中线走行向手，最后止于中指指尖中冲穴。

中医所说的心包是保护心脏的重要器官，所谓"代心受邪"，即心包相当于心脏的"护城河"，有敌人来袭由心包先承担。

心经和心包经虽然是两条经脉，但是都可以处理心脏疾病。两经都循行于手臂内侧，故可同时进行拍打。

（2）具体操作方法

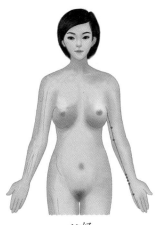

心经

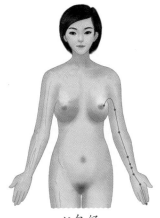

心包经

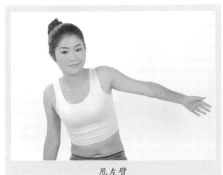

甩左臂

①取坐姿，左臂自然向体侧伸出，用力甩动数次，会感到手臂发胀，这是经气初步活跃的表现。

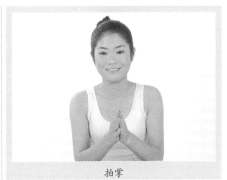

拍掌

②双手拍掌，力量渐渐增大，直到感到掌心疼痛。

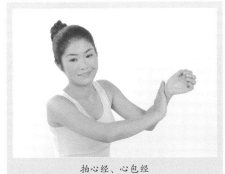

拍心经、心包经

③用右手拍打左臂内侧偏中下的位置，从手腕部位开始，渐渐向肩部移动，最后止于左胸外侧。每移动一个区域拍打30次左右。用同样的方式拍打右臂。

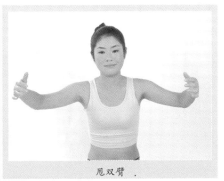

甩双臂

④拍打结束后，用力甩动双臂数次，然后双臂相抱于胸前，低头闭目，深长呼吸10次。

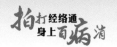

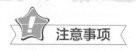

心失所养时拍打心经和心包经是为了补虚，所以力度不能太大，震颤感要明显，同一部位的拍打时间也不能太长，以感到皮肤有热感和酥麻感为度。

2. 任脉

（1）经穴介绍

任脉在人体前正中线，其意义是"总任一身之阴"，有"阴脉之海"的说法，对于调节人体各阴经有辅助作用。

女性因为心失所养不能主血脉而出现月经不调时，拍打任脉有助于调节月经。

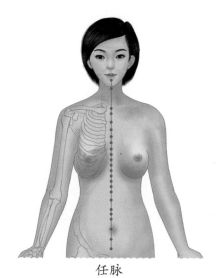

任脉

（2）具体操作方法

双手成拳，用拳轮从上到下叩击身体前正中线，不用考虑具体穴位，逐步向下移行即可。每个位置叩击10次，然后向下移动，移动的间距适中，力度适中。

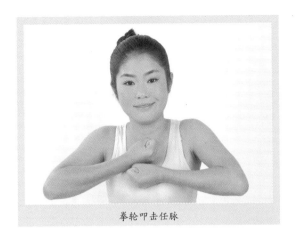

拳轮叩击任脉

3. 膈俞

（1）经穴介绍

膈俞穴属于足太阳膀胱经，这个穴位另有身份，叫"血会"。

人体有"八会穴"，即八个非常重要的穴位，分别汇聚了脏、腑、气、血、筋、脉、骨、髓的精气，其中血之会就是膈俞，专门治疗血病。

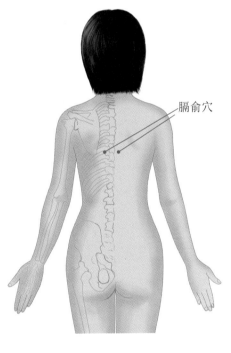

膈俞穴

膈俞穴在第7胸椎棘突下旁开1.5寸的地方，左右各一。

脊椎序数很难一眼就看出来，要慢慢寻找。第7胸椎的位置比较好找，就在两侧肩胛骨下角尖端连线和脊柱的交点上。在第7胸椎上可以摸到一个突出的骨尖，就是棘突。

在棘突的下面有个缝隙凹陷，就是督脉的至阳穴。膈俞穴就在至阳穴的两侧，旁开1.5寸的地方。

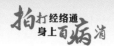

（2）具体操作方法

膈俞穴不方便自己拍打，可以请家人帮忙。方法非常简单，找到穴位的大致位置，用手掌拍打即可，也可用空心拳叩击。力道渐渐加重，次数不限，以感到皮肤发热、轻微疼痛为度。

每天可以多次操作，每次可进行 3~5 组，早中晚各一次效果更好。

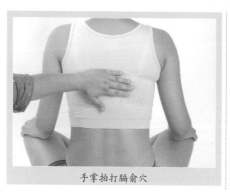
手掌拍打膈俞穴

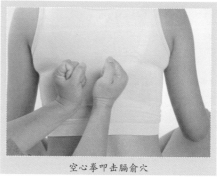
空心拳叩击膈俞穴

4. 肝俞

（1）经穴介绍

肝俞穴也属于足太阳膀胱经，就在膈俞穴的正下方，位于第9胸椎棘突下，旁开1.5寸。

肝俞穴虽然在膀胱经上，但是其气内通于肝。

（2）具体操作方法

肝俞穴的拍打叩击方法和膈俞穴相同，可以参考膈俞穴的操作。

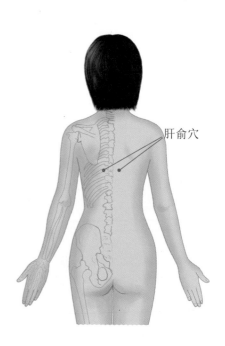
肝俞穴

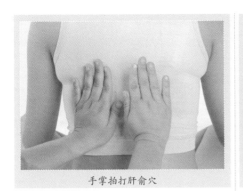
手掌拍打肝俞穴

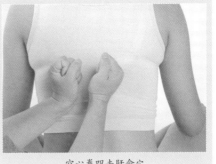
空心拳叩击肝俞穴

5. 百会

（1）经穴介绍

百会穴位于头顶正中心，可以通过两耳角直上连线中点取穴。

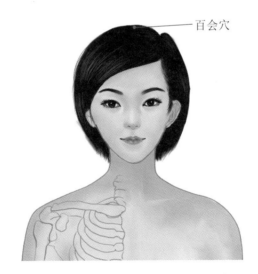

百会穴

心居高位，心气血虚时，气血不能上朝。而百会居顶，可以引领一身之气血，故刺激百会穴可以激引气血上朝，对于补益心之气血有辅助作用。

心气血虚时，常会出现注意力不集中，神昏欲睡的症状，刺激百会可以提神醒脑。

（2）具体操作方法

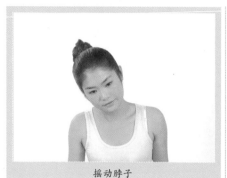

摇动脖子

①拍打百会穴时取坐姿，先摇动脖子初步活跃头颈经络气血。

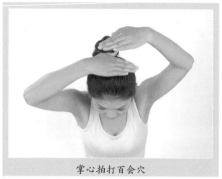

掌心拍打百会穴

②双手成平掌，左右交替，以掌心拍打百会穴，共30次。力度渐增，以感到轻微疼痛为度。

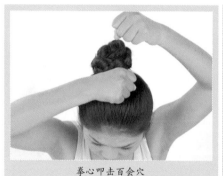

拳心叩击百会穴

③休息片刻，然后双手成拳，用拳心交替叩击百会穴，力量渐增，震颤感要强，可以微微闭目，反复叩击共50次。

备注：在拍打时，最佳效果是全身都跟着轻轻震荡，有一种整体感。但这种效果不容易出现，千万不要刻意追求，不能勉强。

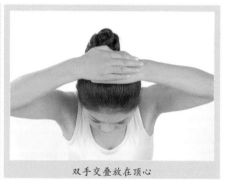

双手交叠放在顶心

④拍打结束后，双手交叠放在顶心，体会头脑中的气血渐渐平复的过程，不要放过其中任何一丝细节的体验，直到气血宁静，心平气和。

6. 丹田

（1）经穴介绍

丹田，通常分为上丹田——
两眉间，中丹田——两乳间膻中穴，
下丹田——脐下3寸。

人的元气发源于肾，藏于丹
田，借三焦之道，周流全身，以
推动五脏六腑的功能活动。人体
的强弱，生死存亡，全赖丹田元
气之盛衰。

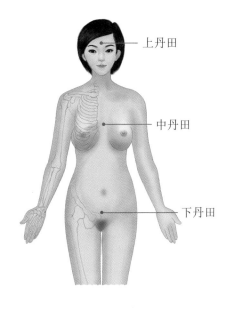

上丹田

中丹田

下丹田

（2）具体操作方法

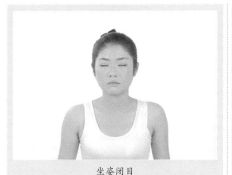

坐姿闭目

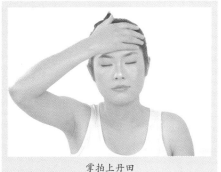

掌拍上丹田

①坐姿，先深呼吸5次，微微闭目，然后
将衣服掀起，将丹田部位暴露出来。

②双手成空心掌，轻轻拍击上丹田，次数
不限，直至皮肤微感麻木。

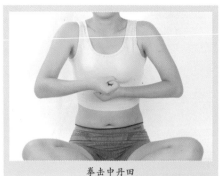
拳击中丹田

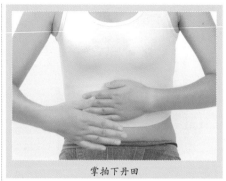
掌拍下丹田

③休息片刻，手形改成空心拳，用拳心或拳轮叩击中丹田，共100次。力量渐渐增强，以微感疼痛为度。

④休息片刻，再用平掌直接拍打下丹田，次数不限，力度渐增，直到丹田内外均发热。

备注：此时渐渐会感觉口中生津，积累满口，然后将津液分三口吞下，用意念送入丹田鼎炉。如果没有唾液不要勉强。吞下唾液后，双手交叠，左下右上，轻轻放置于下丹田上，直到热量慢慢散去。调整呼吸，呼吸要深长。意识放松，或许会产生睡意。如果条件允许可以直接睡去直到自然苏醒。注意整个过程不能受风。

7. 命门

（1）经穴介绍

命门穴在后腰正中线上，第2腰椎棘突下，大致与肚脐位置相齐平。

命门穴就是肾阳藏身的地方，也就是命门之火。如果火力不足的话，就不能推动水的运行，肾水就不能上行。

中医强调人是个整体，上下应该相互沟通，故虽然心火克肾水，但肾中元气可以滋养补益五脏，自然就包括心脏。

此外，在气机方面，肾又主闭藏收纳，故心气虚浮之时可以

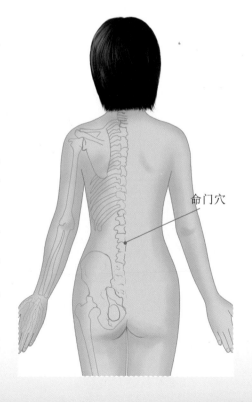
命门穴

通过温肾而收摄虚浮之心火、不安之心神。

疏通命门穴,可温肾补阳,疏通肾水,从而间接产生养神安神的效果。

（2）具体操作方法

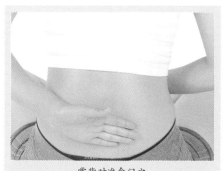
掌背对准命门穴

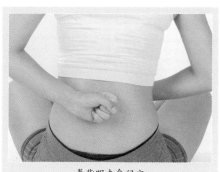
拳背叩击命门穴

①取坐姿,盘腿。右手掌心按在丹田或肚脐上,左手反手背放在腰间,手背关节大致对准命门穴。

②右手不动,左手成拳,用拳背叩击命门穴,力量渐增,节奏均匀,共50次。

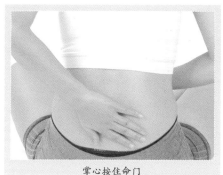
掌心按住命门

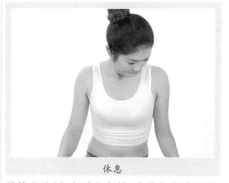
休息

③左手变为掌,以掌心按住命门穴,平心静气,缓缓呼吸,约20秒。

④休息片刻,左手右交替,步骤和方法同前。

8. 涌泉

涌泉穴位于足底,是脚部最重要的穴位之一,在足掌的前三分之一处,屈趾时凹陷处便是。

涌泉,顾名思义就是水如泉涌。水是生物体进行生命活动的重要物

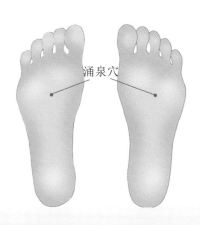
涌泉穴

质，水有浇灌、滋润之能。涌泉穴又名地冲，为足少阴肾经的井穴，是周身阴阳之气交接之处，又是十二经脉气交会联系的部位，可引气血下行。

涌泉穴养心安神的原理与命门相似。

具体操作方法

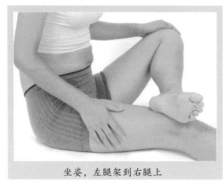

坐姿，左腿架到右腿上

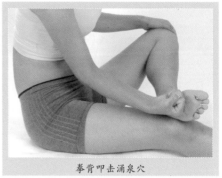

拳背叩击涌泉穴

①取坐姿，将左腿架到右腿上，左脚脚心自然朝上。

②右手成拳，以拳背用力叩击足心涌泉穴，共100次。用同样的方法对右脚涌泉穴进行叩击。

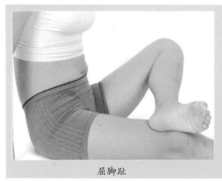

屈脚趾

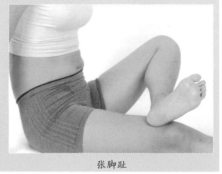

张脚趾

③停止叩击，用力屈脚趾约10秒，再用力张开约10秒。

最后需要强调一下，用上述方法养心安神时，一定不能过度，当感觉身体微微发热、微微出汗，呼吸较前顺畅时便渐渐停止，等气血沉稳之后再行操作，否则容易造成心气的损耗。

宣肺理气

肺居胸胁之中，在五脏最高位，被称为"华盖"。华盖是古代车辆的顶篷，取其位置最高，覆盖五脏之意。

肺属金，开窍于鼻，司呼吸发声，主一身之气，其气机可向上向外宣发，也可向下肃降。肺将脾运送过来的水谷精微布散给五脏六腑，如雾露之灌溉。肺主皮毛，主卫外防邪，亦主汗液调节。肺经起于胃口，又与大肠相表里，故肺病胃肠亦病。

肺病易出现喘咳、气短、胸闷、乏力、胸胁胀痛、恶风寒、皮肤枯燥、皮肤潮湿、鼻塞、嗅觉减退、声音嘶哑、胃胀满、便秘。

> **治则：**宣肺理气。
>
> **经穴或部位：**肺经、肝经、上半身皮肤、胸部、迎香、胃脘区、百会。

1. 肺经

（1）经穴介绍

手太阴肺经起于中府穴，下络大肠，转折而上行，出胸部，绕肩折向手臂，沿手臂内侧前缘朝向手，最后止于拇指外侧少商穴。

（2）具体操作方法

肺经

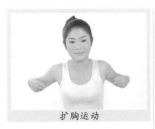

扩胸运动

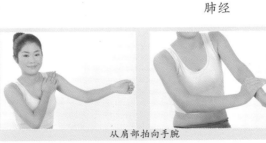

从肩部拍向手腕

①取坐姿，甩双臂数次，双臂屈曲，手肘向外后扩展数次以拉伸胸肌，然后深呼吸 10 次。

②用右手拍打左臂前缘，从肩部开始拍向手腕部位，力度适中，震荡感要明显，渐次移动，每个部位拍打 30 次。

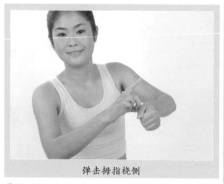

弹击拇指桡侧

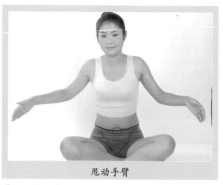

甩动手臂

③用右手中指弹击左手拇指桡侧，力度适中，次数不限，直到拇指发麻。

④甩动左臂，休息片刻，换另一侧用同样的方法进行操作。

2. 肝经

（1）经穴介绍

肝经起自跗趾根部的大敦穴，经足背部、腿内侧、腹部，一直到乳房下两寸的期门穴。

肝主疏泄，可以调理气机，所以肺气壅滞时拍打肝经也可以辅助理气。但不必拍打肝经全部路线，以期门穴和章门穴两穴为主。

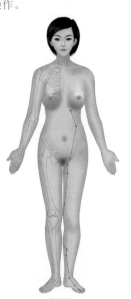

肝经

（2）具体操作方法

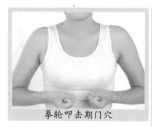

拳轮叩击期门穴

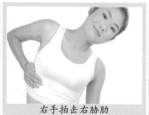

右手拍击右胁肋

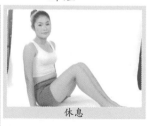

休息

①取坐姿，双手握空拳，拳轮对准期门穴，轻轻交替叩打，反复共50次。拍打时不必认准期门穴，位置大致正确即可。

②向左弯腰，右手成空心掌，叩击胁肋区，共50次。力量渐增，以轻微疼痛为度。

③休息片刻，换另一侧用同样方法进行操作。

3. 胸部

胸为肺之府，震荡胸部有利于刺激肺气，调理肺气。

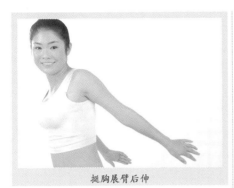

挺胸展臂后伸

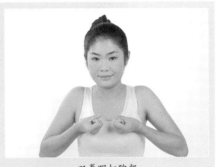

双拳叩打胸部

①站姿，仰头挺胸展臂，双臂尽量向后拉伸，将胸口展开，深呼吸 10 次。

②双手成空心拳，轻轻叩打胸部，力量渐增，左右交替，一共 100 次。

备注：叩胸时呼吸要深沉，可以发出"松静通洞"之类的声音，要发长音，随着叩打声音会发颤，这种震颤更有助气疏通气机。

上述操作可以反复多次，中间休息片刻即可，以呼吸顺畅、周身有汗为宜。

4. 迎香穴

（1）经穴介绍

肺开窍于鼻，故肺气壅滞时常有鼻塞不通，点按迎香穴，可以缓解症状。

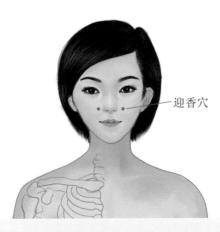

迎香穴

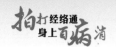

（2）具体操作方法

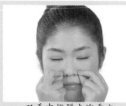
双手中指弹击迎香穴

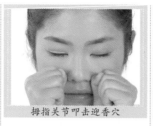
拇指关节叩击迎香穴

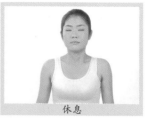
休息

①取坐姿，微闭双目，双手中指弹击迎香穴。力度渐增，但速度要放慢，这样更便于使力度深入迎香穴。共50次。

②休息片刻，双手成拳，用拇指突出的关节叩击迎香穴。力度要适中，次数不限，直到穴位酸胀。

③休息片刻，平心静气，感觉穴位的酸胀感慢慢消失。

操作过后，一般会觉得呼吸顺畅了。

5. 胃脘区

肺经起于中焦，循胃口，故肺胃相关，在治疗方面也是互相影响的，肺气壅滞时可以揉搓胃脘区，对于调理肺气也有一定的作用，尤其是在肺气滞导致胃胀时。

具体操作方法

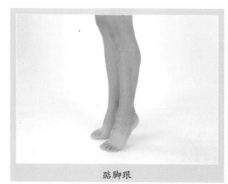
踮脚跟

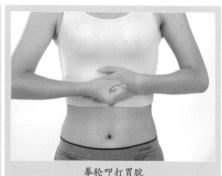
拳轮叩打胃脘

①取站姿，踮起脚尖，足跟悬空，上下震颤数次，全身跟着放松。

②左手按在胃脘区上，右手成空心拳，用拳轮叩击左手手背，间接震动胃脘区。力度渐增，以胃部轻微胀痛为度。

备注：左手放松的程度要自行调节到最佳状态。如果太用力，震荡效果差，如果太放松，则会造成不适感。

6. 百会穴

（1）经穴介绍

肺居上焦高位，所以上半身的气息也与肺密切相关。

百会穴居于人体极顶之处，点按拍打百会穴可以引周身之气上行，起到间接调理肺气的作用。

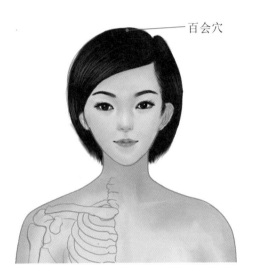

百会穴

（2）具体操作方法

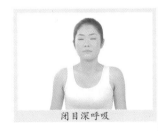

闭目深呼吸

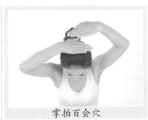

掌拍百会穴

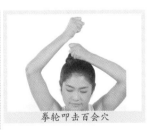

拳轮叩击百会穴

①取坐姿，深呼吸 10 次，微闭双目，精神集中。

②成平掌，左右手交替叩击百会穴，体会全身的震动感，共 100 次。

③休息片刻，双手成拳，以拳轮左右交替叩击百会穴，体会震动感。

备注：拍打时最好配合呼吸，悠长吸气，拍打八下，再悠长吸气，拍打八下，要有节奏，像打拍子一样。

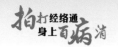

美容养颜

脸面非常重要，尤其对女性而言，有人说女人把一生中一半的精力都放在了脸上。

用拍打的方法美容养颜虽然没有整容的效果，但是对于明润皮肤、调理气血有很好的效果。

> **治则：** 疏通经络，行气活血，排毒养颜。
>
> **经穴及部位：** 面部、五官。

人的脸面有很多经络分布，正面主要是足阳明胃经；侧面和下面主要是足少阳胆经、手阳明大肠经、手少阳三焦经、手太阳小肠经；额头主要是足太阳膀胱经；正中线则是督脉和任脉，此两脉以上下唇为分界，任脉还有分支环绕口唇并上达两目下方。

面部皮肤还和肺相关，因为肺主皮毛，肺行使其宣发功能才能使皮肤受到滋养。

心其华在面，心的气血足，可以上荣头面的话，才能使面部有光泽，血色红润。

此外，五官分布于面部，五官的状态对于一个人的容貌也起着举足轻重的作用。

中医将五官称为"清窍"，意思是说五官里都是脏腑传输过来的精华，没有污浊，要明净含隐才是上乘的表现。

像眼睛要明亮有神，明润含隐，不能有眼袋和黑眼圈；鼻尖要有光泽；嘴唇要红润；眉毛要明顺亮泽，不混乱。

眼睛为肝之窍，眼胞、口唇、鼻子又和脾胃相关，眉毛则和胆经相关。

可见，人的颜面五官跟全身脏腑经络关系都非常密切，但是又不可能做到拍打全身经络，拍打以面部为主。

具体操作方法

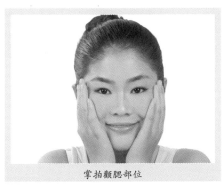

掌拍颧腮部位

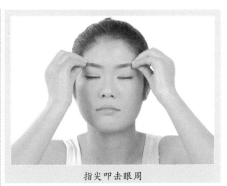

指尖叩击眼周

①拍打颧腮等部位时以掌拍为主，掌拍法可以大面积震荡，通活血脉，气血因而充盛，面色便红润且有光泽。

②五官及其周边则多以指尖叩击为主。手法要轻柔，力度适中。

下面说一下拍打面部的具体方法。

热水净面去油污，冷水拍打收皮肤。

摇颈搓面前上后，皮肤发热气血足。

拍打颧腮手渐促，颜面绯红如丹涂。

轻轻叩击下眼眶，当用无名手指腹。

食指轻轻叩鼻柱，继而转向鼻侧路。

从内向外叩眉毛，五指并用胆经疏。

口唇四周勿遗漏，人中地仓承浆俞。

最后掌心搓生热，轻敷面部双手捂。

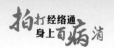
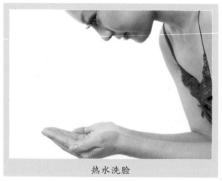

热水洗脸

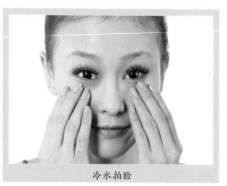

冷水拍脸

①先用热水把脸上的油和污物去除，然后把脸浸在热水里，促进毛孔开放。

②随后用冷水拍脸，可以让毛孔收缩，也能使皮肤更有弹性。

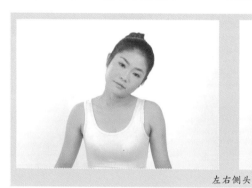

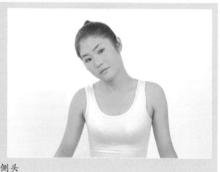

左右侧头

③先向左侧头达到极限，保持呼吸 10 次，再换右侧。

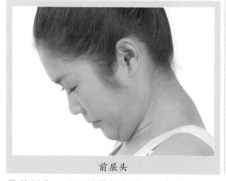

前屈头

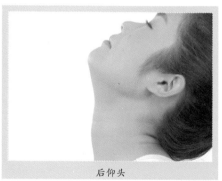

后仰头

④前屈头，下巴尽量抵住胸口，保持呼吸 10 次，然后后仰头达到极限，保持呼吸 10 次。

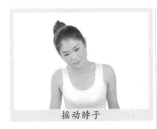

摇动脖子

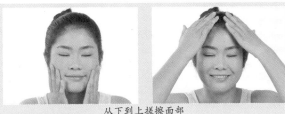

从下到上搓擦面部

⑤先顺时针再逆时针缓缓摇动脖子，均要做到最大限度，各10圈。

⑥干洗脸，双手五指微分，像洗脸一样用中等力度搓擦面部皮肤，从下到上，直到头顶。拇指分开，着重搓耳前。如此反复操作10次，将皮肤擦热擦红，这是为了给后面的拍打做准备。

第二章　拍打保健养生，防患未然身安康

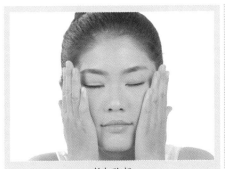

拍打脸颊

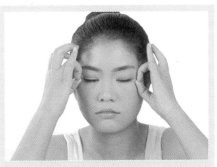

无名指轻叩眼眶

⑦轻轻拍打脸颊，力道渐渐加重，次数不限，直到感觉脸上越来越热，同时脸色也越来越红。

⑧用无名指轻叩下眼眶，指尖叩在眼眶的边缘，次数不限，直到眼部发酸微痛。

备注：眼胞比较软，里面是眼睛，不能直接拍打叩击，而要改叩眼眶，且最好用无名指。因为人的五个手指里无名指力量是最弱的，甚至比小指还弱，所以比较安全，缺点是无名指比较笨拙。

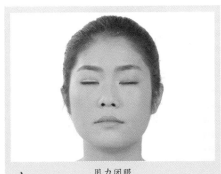

用力闭眼

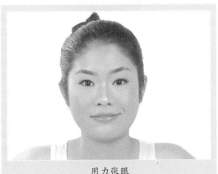

用力张眼

⑨叩击之后休息片刻，用力闭眼10秒，然后用力张开10秒。如此反复10次。

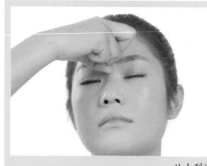 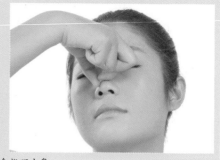

从上到下用食指叩击鼻

⑩闭眼，用食指叩击鼻梁，从上到下，直至鼻尖，如此反复，次数不限，直到感觉鼻子发胀，呼吸通畅。

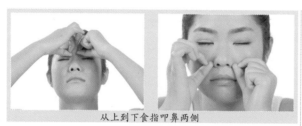

从上到下食指叩鼻两侧

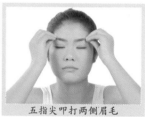

五指尖叩打两侧眉毛

⑪休息片刻，用食指指尖轻叩鼻子两侧的部分，仍然从上到下，直至鼻翼，力度适中，两侧同时进行，反复10次。

⑫微曲五指，双手五指尖同时叩打两侧眉毛，顺序从内到外，从眉头到眉梢。但是不能太用力，以免损伤眉毛。

备注：足少阳胆经在头面部循行于眉毛，所以叩眉毛可以疏利胆气。

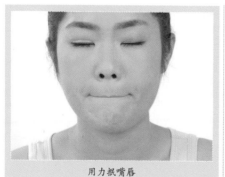 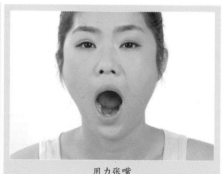

用力抿嘴唇

用力张嘴

⑬先用力抿嘴唇，保持10秒。然后用力张嘴，张到极限，保持10秒。

备注：因为嘴唇肉比较厚，里面也没有重要器官，所以可以比较用力。

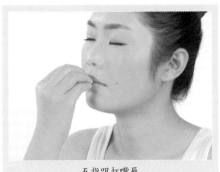
五指叩打嘴唇

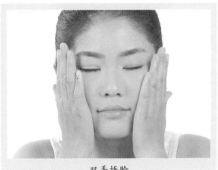
双手捂脸

⑭用五指叩打嘴唇，从中间到两侧，再从两侧到中间，反复操作 10 次，直到嘴唇发麻微痛。

备注：胃经、大肠经、任脉的分支及肝经的体内分支，都是环绕口唇而行的，如此叩击嘴唇对这些经脉有一定的舒通作用。其中有几个穴位比较重要，人中在唇上正中，承浆在唇下正中，地仓在两嘴角，要重点叩击。

⑮上述所有动作做完之后，快速将双手擦热，然后捂在脸上，就像敷面膜一样，这是收尾程序。

 注意事项

想改变颜面皮肤并非一朝一夕的事，所以一定要坚持，两三个月之后就能起到明显的效果，而且不易反弹。

届时不但皮肤光滑紧致有弹性，还红润有光泽，双眼有神，鼻尖润泽，口唇红润，眉毛柔顺清晰，可以大大提高一个人的精神气质。

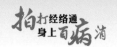

瘦身降脂

光有一个好的脸色还不够，还要有一个完美的身材，减肥瘦身是很多年轻女孩的梦想，同时也是噩梦，因为减肥太难。

无论是节食，还是运动，对于懒人来说是不可能完成的任务，而拍打疗法可以帮你打造曲线。

当然，仅凭拍打是不可能迅速减肥的，还要适当配合饮食以及运动。

中医认为，脾主运化水谷精微，若饮食过度，饱嗜肥甘厚味，则积而不泄，化成为痰湿。脂肪在中医中一般来说对应痰湿。

痰湿积存不化不泄就是堆积的脂肪，从而导致肥胖。

所以要想减肥，就要健脾助运化，化痰湿。

> **治则：** 健脾化痰，活血通络。
>
> **经穴及部位：** 脾经、胃经、肝经、带脉、脂肪堆积部位。

1. 脾经、胃经和肝经

对这三条经络的拍打和前面所述的方法相同，不再赘述。

拍打脾经、胃经主要是为了健脾和胃，有助于运化水湿而消痰积。拍打肝经则是为了疏通经络，更有利于运化痰湿。

2. 带脉

（1）经穴介绍

带脉环腰一周，腹部正好在带脉的前面，腹部也是脂肪堆积非常多的地方，所以拍打带脉更有针对性。

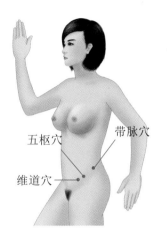

五枢穴　　带脉穴

维道穴

（2）具体操作方法

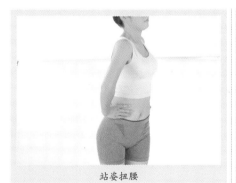

站姿扭腰

①取站姿，双腿分开与肩同宽，双手叉腰，扭腰数次以初步激活带脉经气。

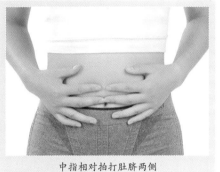

中指相对拍打肚脐两侧

②双手按在肚脐两侧，中指相对，左右交替拍打腹部，次数不限，直到皮肤发热微痛。

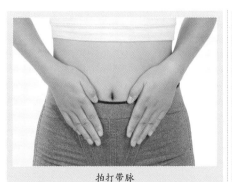

拍打带脉

③手掌转向，指尖向下，反复拍打两腰际的带脉，次数不限，直到皮肤发烫。

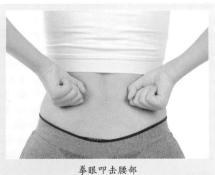

拳眼叩击腰部

④双手掌移向后腰，变掌为拳，用拳眼叩击腰部，次数不限，直到皮肤发热，腰部微酸。

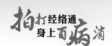

3. 脂肪堆积部位

脂肪堆积部位是痰湿聚集的地方，对这些部位进行直接刺激，效果更明显，主要包括腹部、大腿、臀部三个部位。

之前拍打带脉时已经基本将腹部包含在内，故本段只介绍大腿和臂部拍打法。

具体操作方法

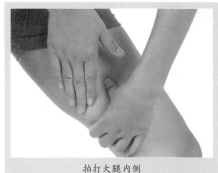

拍打大腿内侧

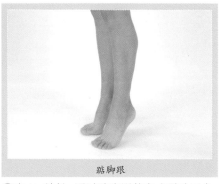

踮脚跟

①站立，全身放松，俯身，一手夹住左侧大腿内侧，一手用平掌进行拍打。要用力将腿部的脂肪震荡起来，手法力道渐增，次数不限，直至腿部发酸。直立，休息片刻，用同样的方法拍打右侧大腿。

②直立，放松，通过踮脚跟的方式震动周身。

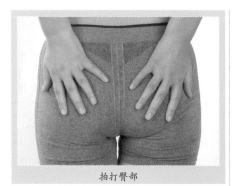

拍打臀部

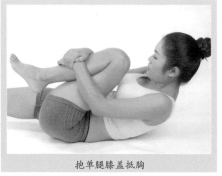

抱单腿膝盖抵胸

③俯卧，双手掌弯向后面，双手同时用力拍打臀部，次数不限，直到双臀微酸。

④仰卧，左腿提起，膝盖尽量接近胸口，双手抱住左小腿，用力上顶，微微闭目，体验左侧臀部肌肉被拉伸的紧绷感。换右侧以同样的方法操作。

注意事项

首先，手法要重，但不要伤到皮肤。

因为经脉的主干位置比较深，大致走行于肌肉之中。脂肪的弹性大又很容易吸收外界的能量，所以外力刺激常不能深达经络。只有重手法才能产生有效的刺激，也只有重手法才能松解痰湿。

其次，时间要久。

一组操作做完之后可以休息片刻再重复，反复多次，这是减肥塑身的不二法门。

脂肪堆积痰湿凝滞，难以松解，各种方法对脂肪的刺激起效都比较慢，一般要超过半小时才开始起效。

所以只有时间长久，才能充分刺激血气，活血通络，促使痰湿松解，否则无效。

以笔者的经验，每次至少要持续1小时，因为前半小时只是预热阶段，后面半小时才是真正的松解痰湿。

此外，在减肥过程中因为脾胃肝三经受到刺激，可能会食欲大增，此时千万要控制住食量，否则不但不能减肥，还会增重。

4. 辅助"吞津为食法"

在减肥的过程中，难免会出现饥饿的情况，如果程度较重，当然要适当进食，以免胃黏膜受损。但若程度较轻，便可以采用"吞津为食法"，缓解饥饿感。

此方法不属于拍打法，但是重要的辅助方法。

拍打时间长了之后可能会出现肠鸣胃动，食欲大增，饥饿感增强。此时当收心敛神，精神集中，但是又不能过于僵硬，要神气守心，似守而不守。

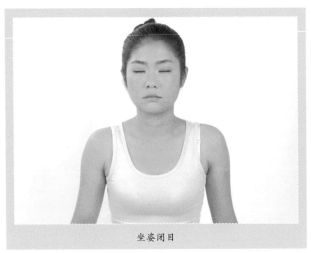

坐姿闭目

①取坐姿，闭目，安定心神。

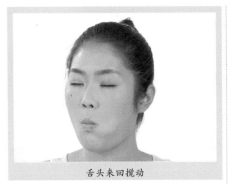

舌头来回搅动

②想象一股稠厚的能量之雾在体内氤氲弥漫，慢慢地就会感觉口内生出津液。暂时不要将津液吞下去，含在口里用舌头来回搅动，最好将舌尖顶在上齿后，津液会越来越多。

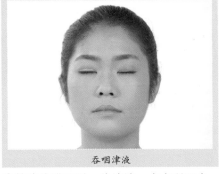

吞咽津液

③等津液满口时，将津液一点点咽下去，想象津液之中充满了能量，比普通食物所含的能量还要多。

　　咽的过程要尽量拖慢，延长时间，想象咽下去的津液滋养着五脏六腑，饥饿感也随之消失，此时会觉得胸腹之内非常饱满，全身都充满了力量。

　　大家可以用这个方法减轻饥饿感，避免因食欲增强而多食多餐。

调经止带

月经不调

女人的麻烦有很多，月经不调就是其中之一。

中医认为女子以血为先天，女人身体各脏腑出现问题时基本都可能从月经表现出来。影响女人月经的因素很多，难以一概而论。

1. 气血虚

如果月经过多、颜色淡、经期提前，脸色萎白或萎黄，周身乏力，口唇眼睑颜色变淡，这一般是气血虚造成的，严重到一定程度会出现崩漏，进一步月经反而会变少。

> **治则：** 健脾疏肝，温阳强肾，和血调冲任。
>
> **经穴及部位：** 脾经、肝经、小腹、足底、膈俞、肝俞、冲脉、任脉。

（1）脾经、肝经

经穴介绍

脾经： 足太阴脾经起于蹬趾内侧，循足内侧上小腿，先走中线，上升到内踝上八寸之后，走向前缘，此后一直沿着腿内侧前缘上升，到腹股沟冲门穴附近穿入腹部，但在体部还有一条分支，大致沿着侧腹、侧胸向上升，到达肩前，忽然向外侧转折，最后止于大包穴。

肝经： 足厥阴肝经起于蹬趾趾背的丛毛里，走足内侧上行于小腿前缘，升到内踝上八寸时，折向小腿中线，一直上升到腹股沟急脉穴附近入腹，一条支线走体表，从小腹上升到两侧直达章门穴，最后止于第六肋间隙，在乳头正下方。

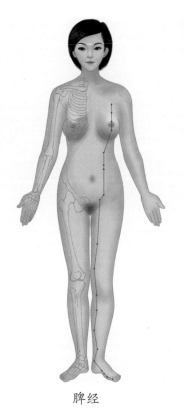

脾经　　　　　　　　　肝经

具体操作方法

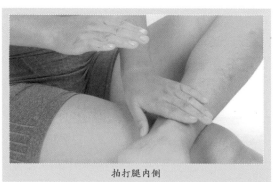

拍打腿内侧

取坐位，将左腿架到右腿上，脾经和肝经均循行于腿内侧。手成平掌，拍打小腿和大腿内侧，由足至腹，力道可以适当加重。拍打时，每个部位时间、次数不限，拍至皮肤微热再向上移动，直到将整条腿拍全，换另一侧用同样的方法进行操作。

备注：对脾经的刺激主要起到健脾益气养血的作用。而肝主疏泄，调畅气机，拍打肝经也有利于调月经。

（2）小腹、足底

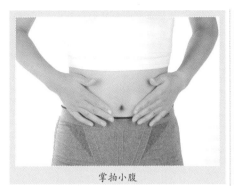

掌拍小腹

①仰卧，双手成空心掌，轻轻拍打小腹，次数不限，直到小腹微微发热。

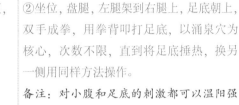

拳背叩打足底

②坐位，盘腿，左腿架到右腿上，足底朝上，双手成拳，用拳背叩打足底，以涌泉穴为核心，次数不限，直到将足底捶热，换另一侧用同样方法操作。

备注：对小腹和足底的刺激都可以温阳强肾，肾气充盛也有利于气血的滋生。

（3）膈俞、肝俞

经穴介绍

膈俞： 膈俞穴在第 7 胸椎棘突下旁开 1.5 寸的地方，左右各一。

肝俞： 位于脊椎旁边，第 9 胸椎棘突下，旁开 1.5 寸。取穴时，采用正坐的姿势，从低头时最高隆起处那块骨头算起，第九个突起下方左右各两横指宽的位置就是肝俞穴。

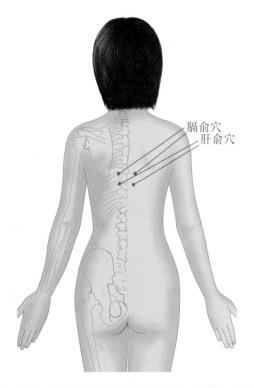

膈俞穴
肝俞穴

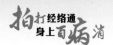
具体操作方法

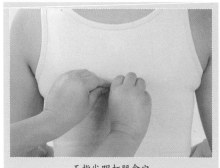

五指尖叩打膈俞穴

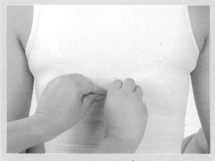

五指尖叩打肝俞穴

俯卧，暴露后背，由家人找到膈俞穴和肝俞穴，将五指聚拢成尖，用五指尖分别叩打这两个穴位，手腕放松，力道要深入皮下，各100次。

备注：膈俞和肝俞可以治血病，生血、养血、理血，但这两个穴位在后背，需要家人帮忙叩打。

（4）冲脉、任脉

经穴介绍

冲脉： 起于胞宫，下出于会阴，并在此分为两支。上行支，其前行者（冲脉循行的主干部分）沿腹前壁挟脐（脐旁五分）上行，与足少阴经相并，散布于胸中，再向上行，经咽喉，环绕口唇；其后行者沿腹腔后壁，上行于脊柱内。下行支，出会阴下行，沿股内侧下行到蹬趾间。

具体操作方法

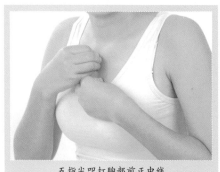

五指尖叩打胸部前正中线

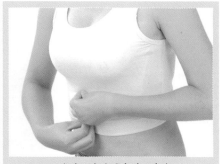

五指尖叩打上腹部前正中线

将双手五指弯曲成爪状，五指指尖对准胸部前正中线，双手交替轻轻叩打，由上至下，上起颈下，下至小腹，如此反复10次。

备注：冲脉和任脉都起于胞宫，任脉行于前正中线，冲脉夹在任脉的两侧上行。而冲脉又为血海，故此冲任二脉是调月经的主要经脉。

2. 气郁血瘀，肝郁化火

如果月经疼痛、有血块、颜色深红偏暗、周期不准，平素脾气暴躁易怒、胁肋疼痛、双目如赤、五心烦热，一般是肝郁化火、气滞血瘀，或是气郁化火、心肝火盛，时间长了还会暗耗阴血。

> **治则：** 疏肝解郁，活血清热，调理冲任。
>
> **经穴及部位：** 肝经、胆经、冲脉、任脉。

肝经起自蹈趾根部的大敦穴，经足背部、腿内侧、腹部，一直到乳房下两寸的期门穴。

胆经起于头侧，向下沿颈侧至胸前两侧，然后沿身体两侧胁肋部下行至小腹，再沿腿外侧下行至足。

任脉居于正中线，冲脉则紧贴中线两侧，用手掌拍打可以同时覆盖冲脉和任脉。

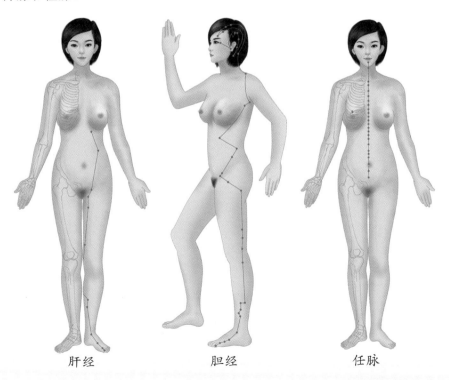

肝经   胆经   任脉

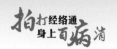

具体操作方法

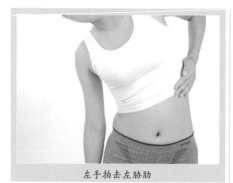

左手拍击左胁肋

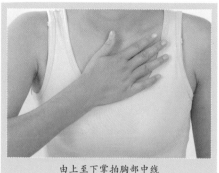

由上至下掌拍胸部中线

①站立，身子弯向右侧，将左侧身子向左凸出，左手成平掌，轻轻拍打胁肋部。拍打方向由上至下，力道渐增，以微感疼痛为度。时间不限，直到皮肤发热。换另一侧用同样的方法操作。

②休息片刻，手成平掌，拍打胸部中线，这里是冲脉和任脉循行的部位。拍打时由上至下，力道先轻后重，时间不限，直到皮肤发热。如果手臂发酸，可以休息片刻，待体力恢复后再继续拍打。

❗ 注意事项

如果体内有火热郁积，一般会拍出痧疹来，颜色鲜红或紫暗。此时要继续拍打，手法变得轻快，时间要长，反复进行多次，如此可以促进化散痧疹。

当然，一般来说痧疹很难当时就化掉，可以反复进行多次。

出痧疹时不要将皮肤弄破，以免感染。

3.寒气内生

如果月经疼痛、量少有血块、色紫暗、周期延长，平素手足冰冷、恶寒、面色苍白，一般是冲任有伏寒，或是脾肾阳虚生寒，血遇热则速，遇寒则凝，故寒则经迟，正寒相搏则痛经。

> **治则**：温阳散寒，行气活血。
>
> **经穴及部位**：肾经、肝经、冲脉、任脉、小腹、后腰。

肾经起自足底涌泉穴，沿腿内侧后缘向上过盆腔深处，从任脉旁开半寸处向上直达胸前俞府穴。

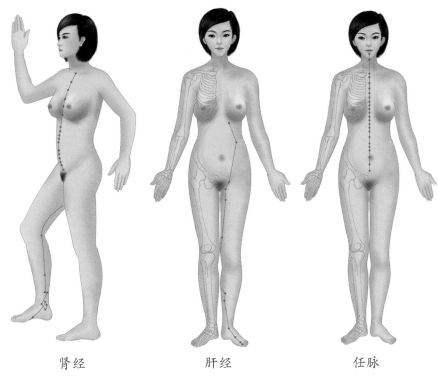

肾经　　　　　　　　肝经　　　　　　　　任脉

具体操作方法

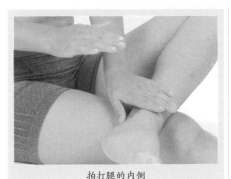

拍打腿的内侧

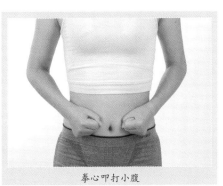

拳心叩打小腹

①取坐位，将左腿架到右腿上，用力拍打左腿内侧，可以同时刺激肝肾二经。拍打时想象热力随着手掌渗入体内，将体内的寒气渐渐驱散。时间次数不限，以皮肤明显发热为度。换另一侧用同样的方法进行操作。

备注：壮肾气可温阳散寒。肝主疏泄，故拍打肝经也有助于促进经脉气血流行。

②取站姿或坐姿，深吸一口气，想象这股气渐渐发热向下渗入小腹。此时双手成拳，左右手交替用拳心叩打小腹。力量先轻后重，频率先慢后快，时间次数不限，直到小腹暖热，想象这股热流向四处发散，全身都变得非常舒服轻松。

备注：子宫位于小腹，所以捶打小腹有着非常直接的散宫寒作用。

85

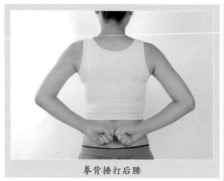

拳背捶打后腰

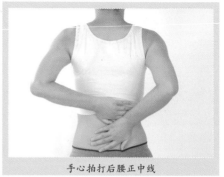

手心拍打后腰正中线

③取坐姿，盘腿，双手反背，置于后腰，握拳，用拳背捶打后腰，保持中等力度，时间次数不限，直到皮肤发烫，腰间轻松。

④双手成掌，反手用手心捂住后腰，闭目想象热力渗入体内，沿着后背正中线上下游动，所经之处寒气四散，最终周身温暖。但意念不要过于勉强。

备注：腰为肾之府，且腰部有很多重要的穴位都可以固肾温阳，如命门、腰阳关等，故捶打腰部对于温经散寒有明显效果。

4. 阴虚生热

如果月经量少、色深，但偶有增多，外阴干燥、五心烦热、皮肤干燥、心烦失眠多梦，一般是阴血津液不足，内生虚热燥。

> **治则：**滋阴生津，益阴养血。
>
> **经穴及部位：**涌泉、三阴交、内关、劳宫。

涌泉穴位于足底，是脚部最重要的穴位之一，在足掌的前三分之一处，屈趾时凹陷处便是。

三阴交在小腿内侧，足内踝尖上3寸，胫骨内侧缘后方。

内关穴位于前臂掌侧，腕横纹上2寸，桡侧腕屈肌腱同掌长肌腱之间。

劳宫在中指及食指往下延伸交会的凹陷处，位置大约在握拳时，中指点于掌心的位置。

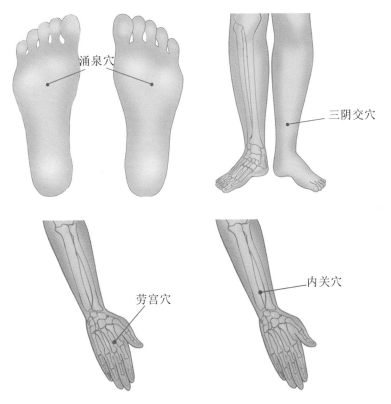

涌泉穴

三阴交穴

劳宫穴

内关穴

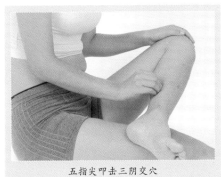

五指尖叩击三阴交穴

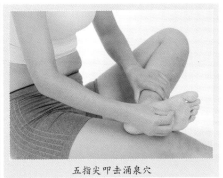

五指尖叩击涌泉穴

①取坐位，左脚置于右腿上，找到三阴交穴，就在内踝尖上三寸，胫骨后缘。右手五指聚拢，用五指尖用力叩击三阴交穴，速度不用太快，力道要集中深入皮下，反复击打 50 下。用同样的方法叩击右侧三阴交穴。

②放松，左脚置于右腿上，涌泉穴朝上，右手五指聚拢，用五指尖叩击涌泉穴。叩击时左手顶住左腿，这样有利于叩击力度的渗入。用同样的方法叩击右侧涌泉穴。

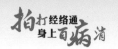

月经不调的原因很多，非常复杂，笔者不能一一介绍。

拍打疗法对于气机郁滞造成的月经不调效果最好，其次是内火，而对于血虚效果较慢，阴亏的效果更慢。

白带过多

女子白带按中医理论是脾经水湿外显，如果脾气虚不能运化水湿，就会出现白带增多，因此止带的关键在于健脾化湿。

中医认为带脉主带下，所以理带脉可以化湿止带。

> **治则**：健脾化湿止带。
>
> **经穴及部位**：脾经、带脉。

脾经起于蹞趾内侧，循足内侧上小腿，先走中线，上升到内踝上八寸之后，走向前缘，此后一直沿着腿内侧前缘上升，到腹股沟冲门穴附近穿入腹部。

带脉出自季胁部，交会于胆经的带脉穴、五枢穴、维道穴，围绕腰腹部一周。

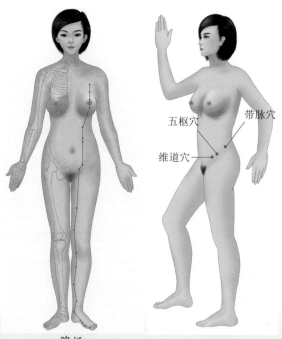

五枢穴　带脉穴　维道穴

脾经

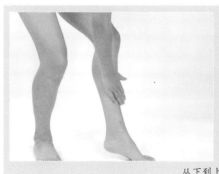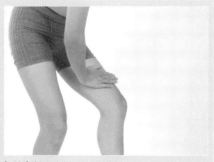

从下到上拍打腿内侧

①站立，俯身，右手成平掌，拍打左腿内侧，从下到上，每个部位拍打的时间次数不限，直到局部感到酸痛再向上移动。用同样方法拍打另一侧脾经。

备注：这种手法更易于振奋经气，健脾化湿。

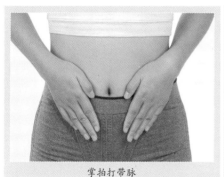

掌拍打带脉

②取坐姿，双手放在腹前带脉上，以平掌拍打带脉，由脐旁开始向外侧移动。拍打时每个部位的时间次数不限，直到将皮肤拍红拍热再向外移位，直到腰际两侧。

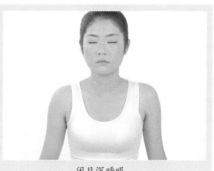

闭目深呼吸

③休息片刻，闭目深吸气，同时想象带脉像皮筋一样慢慢收紧。然后深呼气，同时想象带脉松弛下来。如此反复 10 次。

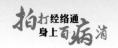

排毒通便

人从饮食中获取水谷精微，由脾运化至周身，肺气亦有宣发之功，而饮食中的糟粕则沿大肠从肛门排出，另一部分经三焦水道入肾，最后经膀胱从尿道排出。

保持规律的排便有利于排出毒素，但现代生活节奏快，人们的活动量越来越少，很多人工作时间长，久坐电脑前，常出现便秘。

现代人的食物越来越精，营养虽然充分，但粗纤维摄入得少，有些人无肉不欢，却很少吃蔬菜水果，这些都可以导致便秘。

便秘不是特别严重的疾病，但是影响不小，像口臭、腹痛、色斑、焦躁等都会影响正常的生活和人际交往。

出现便秘之后很多人或是不在意，或是胡乱吃些药物通便，显然都不是正确的处理方法。

拍打疗法便可以帮助大家解决便秘之苦。

大肠主运送糟粕，而肺与大肠相表里，肺又主肃降，所以肺和排便也有密切的关系。

肝主疏泄，所以肝气是否条达也会影响排便。

此外，胃、小肠、大肠在中医里都属土，其气贯通，以胃气为统领，而胃气以通降为顺，所以降胃气也有助于通便。

治则： 降气通便。

经穴及部位： 大肠经、胃经、肺经、肝经、腹部、长强。

1. 大肠经、肺经

（1）经穴介绍

大肠经从鼻翼旁的迎香穴开始，经过颈部，贯穿手臂，止于食指指尖。

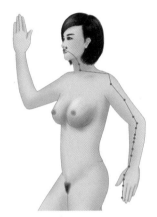

大肠经

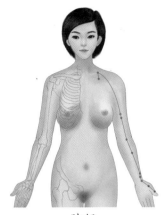

肺经

从肩胛骨凹陷处连出一条直线，沿着手臂内侧，到拇指内侧端止，为肺经。

"肺与大肠相表里"，肺将充足的新鲜血液布满全身，促进大肠进入兴奋状态，完成吸收食物中的水分和营养、排出渣滓的过程。清晨起床后排便最好。

（2）具体操作方法

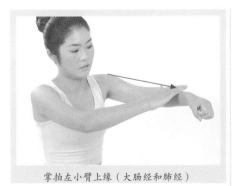

掌拍左小臂上缘（大肠经和肺经）

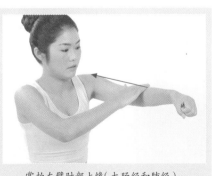

掌拍左臂肘部上缘（大肠经和肺经）

①取坐位，伸左臂，右手成平掌，用力拍打左臂上缘（大肠经和肺经的循行位置）。

②从手的方向拍向肩头，每个部位的时间次数不限，感到酸胀微痛时再向上移动。

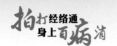

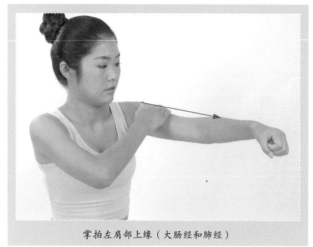

掌拍左肩部上缘（大肠经和肺经）

③拍打到肩头后再返回拍向手的方向，方法同前。如此反复数次，以手臂微微酸胀疼痛为度。换另一侧用同样方法拍打。

2.胃经、肝经

（1）经穴介绍

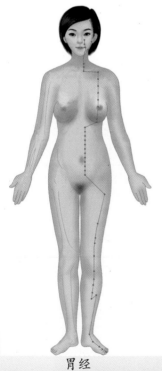

胃经

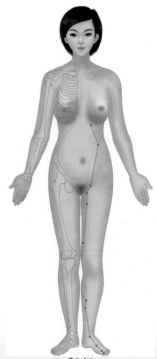

肝经

胃经从锁骨下开始，顺双乳，过腹部，到两腿正面，止于第四趾趾间。面部血供主要靠胃经，颜面的光泽程度、皮肤的弹性都与胃经有关。

肝经起自蹬趾根部的大敦穴，经足背部、腿内侧、腹部，一直到乳房下两寸的期门穴。

古语云"大肠小肠皆属于胃"，胃主消化，把食物变成人体可以吸收的精微物质；小肠主泌别清浊，把"清"的精微物质吸收入人体，把"浊"的代谢产物转运入大肠；而大肠则主传导糟粕，把对人体有毒有害的代谢产物排出体外。排泄，是人体主要的排毒方式，保证每日大便通畅，就是一种很好的排毒方法。

脸部两侧以及小腹是肝经和胆经的反射区，一旦肝脏排毒不畅快，脸部两侧就会冒痘；青色是肝胆之色，肝胆排毒不畅，脸色自然发青；肝毒不能及时排出，会阻碍气的运行，肝气郁结，黄褐斑就会爬上脸庞，情绪也会低落。

（2）具体操作方法

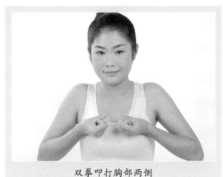

双拳叩打胸部两侧

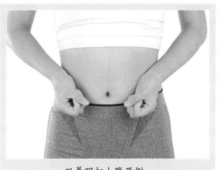

双拳叩打小腹两侧

①取坐姿，双手成空心拳叩打胸部两侧（胃经的循行部位），经乳房直线向下移动，到腹部时位置稍微向里一些，直到小腹。叩打时每个部位的时间次数不限，直到局部微微酸胀疼痛再向下移动。

备注：女性叩打至乳房时要绕过。

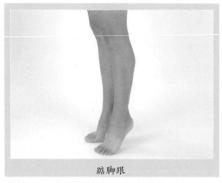

踮脚跟

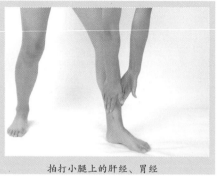

拍打小腿上的肝经、胃经

②站立，踮脚跟数次，全身随着震颤。

③俯身，双腿微分，双手成平掌拍打左腿两侧（外侧是胃经，内侧则覆盖肝经），由上至下，直至足踝。拍打时间次数不限，感到局部酸胀疼痛时再向下移动。用同样的方法拍打右侧。

3.腹部

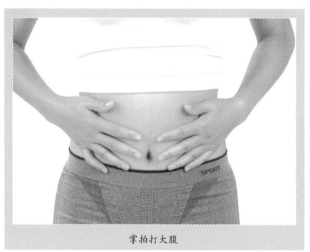

掌拍打大腹

深呼吸数次,吸气时微微凸腹(不要过度用力),双手成平掌,拍打大腹，力道由轻渐重，将腹部脂肪拍打震颤。

4. 长强穴

（1）经穴介绍

长强穴位于尾骨和肛门中间的软处，刺激长强穴可以增加便意，每天早晨拍打效果更好。

（2）具体操作方法

这个方法比较独立，所以笔者将之单独提取出来进行介绍。

笔者将这套方法总结为歌诀。

晨起饮水三大杯，叩打长强觉重坠。

轻吸重呼降肺气，发音提肛内似垂。

直到肠鸣腹胀痛，稍忍片刻入厕围。

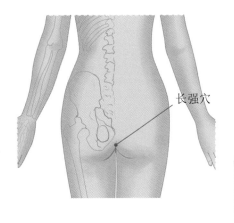

长强穴

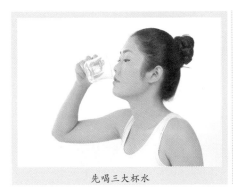

先喝三大杯水

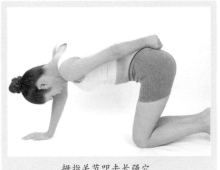

拇指关节叩击长强穴

①早上起来先喝三大杯水，加些蜂蜜更好，然后跪俯在床上，臀部翘起，反手成空心拳，拇指关节凸出，用拇指凸出来的关节叩击长强穴。渐渐加力，反复击打 50 次，效果好的时候会感觉长强穴发胀，有一种沉坠感。

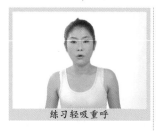
练习轻吸重呼

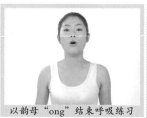
以韵母"ong"结束呼吸练习

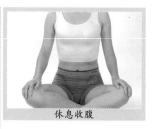
休息收腹

②随后取坐姿，盘腿，双手轻放在膝盖上。轻轻吸气，再重重呼气，如此反复 20 次。

备注：因为肺主宣发肃降，呼气虽然向上向外排出废气，但肺气本身更偏于肃降。而肺又与大肠相表里，肺气降有助于肠气降，所以轻吸重呼有一定助排便的作用。

③如果环境允许，还可以在休息片刻之后进行"发声想象"。即轻吸重呼，但在呼气时发出声音，最好是以韵母"ong"结尾的字，像"松静通洞"。如果足够放松，就会感到周身震动，同时想象身体像个竹桶，在震动中浊气浊物向下沉积。如此反复发声想象 20 次。

④休息片刻，开始用力提肛门，同时收腹，坚持数秒再放松。如此反复 20 次，精神要集中。

备注：如果效果良好，主观上会有腹内重坠下沉的感觉，这其实就是便意增强的结果。忍住便意，先不要去厕所，等过了片刻便意加重忍无可忍时再去，就可以通畅地排便了。

益气养血

气血是中医里非常重要的概念，可以说是行使各种功能的基础。

气的概念非常抽象，基本上是指无形的功能属性。而血除了指血液本身，也包括血液的无形功能以及大部分有形的组织。

中医里的很多概念都不是纯粹的物质化概念，是结合了物质、功能，甚至是精神的集成概念，不能将之狭隘化理解。

中医认为脾胃是后天之本，脾运化水谷精微达于全身，并从中获得能量，是气血生化之源。

肺主气，与全身气的生成和气机的调节密切相关。

肾是先天之本，肾中藏有元气，元气以三焦为通道布达于五脏。

脾所运化的精微物质进入血液成为荣气，也叫营气，或者营阴。

等它们到了心就变成红色，这才算是生成了血，即所谓的"奉心化赤为血"。

当然，按西医理论，这是不正确的，血的颜色跟血红蛋白有关，并不是心脏的作用。

肾阳对于化生血液也起着根本的作用，血为阴中之阳，肾阳充足才能温养血液，这跟西医的理论有一定的重合之处。

西医认为血液是由骨髓里的红骨髓生成的，在大出血的时候，黄骨髓还会转变成红骨髓以促进造血，而中医里的肾就是主骨生髓的。

总之，要想益气养血就要脾、胃、心、肺、肾兼顾。

1. 肺肾气虚

若是平素气短乏力，是肺气虚。若是严重到气虚浮越，动则微喘，是肾虚不能纳气。

治则：益肺固肾。

经穴及部位：肺经、涌泉、命门、小腹。

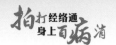
（1）肺经、小腹

经穴介绍

从肩胛骨凹陷处连出一条直线，沿着手臂内侧，到拇指内侧止，为肺经。肺气虚，防御功能降低，正气则不足，邪气也就有了可乘之机。所以，保持肺经通畅，能够改善补气、调气逆。

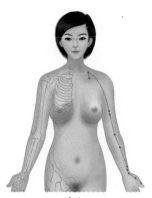

肺经

具体操作方法

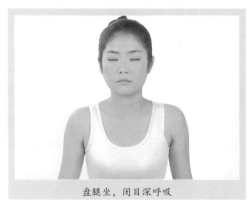

盘腿坐，闭目深呼吸

①取坐姿，盘腿，闭目深呼吸10次，想象空气随着吸气深入下腹，通达全身，呼气时不加意念。

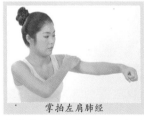
掌拍左肩肺经

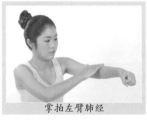
掌拍左臂肺经

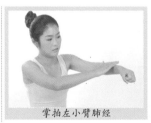
掌拍左小臂肺经

②休息片刻，伸左臂，右手成平掌，轻轻拍打左臂上缘，这里是肺经的循行路线。由肩拍向手，每个部位时间次数不限，直到手臂酸痛再向下移动。如此反复10次。注意手法不要过重。再用同样的方法拍打右臂。

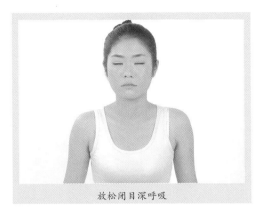

放松闭目深呼吸

③放松休息，深吸气，同时想象空气随着吸气到达小腹，在小腹里盘转，效果好时会觉得小腹微热。

备注：不要强加意念，要顺其自然。

（2）命门

经穴介绍

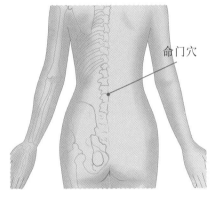

命门穴

命门穴位于腰部，后正中线上，第2腰椎棘突下凹陷处。指压时，有强烈的压痛感。命门穴外输的阴性水液有维系督脉气血流行不息的作用，同时还能强肾补阳气。

具体操作方法

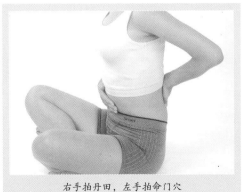

右手拍丹田，左手拍命门穴

取坐姿，盘腿，右手置于小腹丹田，左手在背后置于腰间命门穴，均以手心贴住皮肤。同时用平掌拍打这两个部位，力道渐增，节奏要慢，想象腰腹之间有一股原本滞涩的气流，被拍打震荡起来，渐渐发热。如此拍打100次。

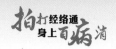

（3）涌泉

经穴介绍

涌泉穴位于足前部凹陷处第二、第三趾趾缝纹头端与足跟连线的前三分之一处，当用力弯曲脚趾时，足底前部出现的凹陷处就是涌泉穴。涌泉，顾名思义就是水如泉涌。有水则能生气，涌泉如山环水抱中的水源，给人体形成了一个强大的气场，维护着人体的生命活动。涌泉能活跃肾经内气，引导肾脏虚火及上身浊气下降。

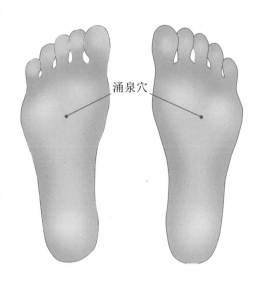

涌泉穴

具体操作方法

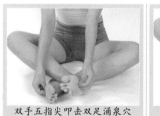

双手五指尖叩击双足涌泉穴

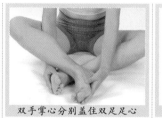

双手掌心分别盖住双足足心

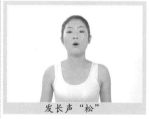

发长声"松"

①盘腿打坐，双脚交叉，双手五指聚拢，用五指尖叩击足底涌泉穴，共100次。

备注：这种打坐的姿势难度很大，如果不能做到不要勉强，否则会伤到筋骨，可以左右分开进行操作。

②叩击结束后，双手掌心分别盖住足心，同时想象小腹内生出一股热水流向足心，再返回小腹，所到之处温热无比，而体内则充满能量，呼吸也越来越顺畅。

③休息片刻，微仰头，发长声"松"，直到气尽，如此反复10次。

备注：一切想象都要顺其自然，不可勉强。本拍打方法可以益肺补肾固元，纳气归巢，初用效果不明显，久而久之，效果方著。

2. 脾胃气弱、脾肾阳虚

若是食欲减退，食量下降，身体乏力，肢体沉重，说话中气不足，面色萎黄萎白，口唇眼睑缺乏血色，是脾气虚、胃气弱，同时导致血虚。

如果同时有五更泄泻之症就说明脾阳、肾阳亦虚，因为肾阳为一身阳气之根本，可以温脾土，脾土失温则五更晨起泄泻腹痛。

治则： 健脾和胃，益气养血，益火生土。

经穴及部位： 脾经、足三里、期门、章门、膈俞、肝俞、命门。

（1）腿部脾经

经穴介绍

足太阴脾经起于蹋趾内侧，循足内侧上小腿，先走中线，上升到内踝上八寸之后，走向前缘，此后一直沿着腿内侧前缘上升，到腹股沟冲门穴附近穿入腹部。

在中医理论当中，脾的功能非常强大，被称为气血生化之源。所以，运用经络健脾法可以增强人体的气血，把新鲜气血输送到身体的各个部位，让血液保持快速周流的状态。

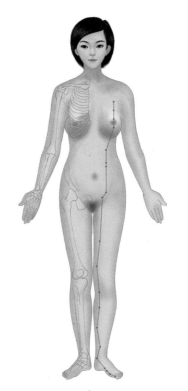

脾经

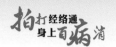

具体操作方法

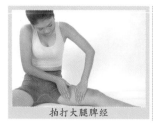
拍打大腿脾经

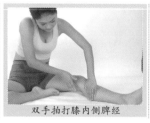
双手拍打膝内侧脾经

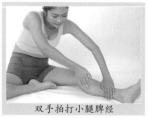
双手拍打小腿脾经

取坐姿，伸出双腿，稍微分开一定角度，一腿弯曲，双手成平掌，拍打左腿内侧。每个部位时间次数不限，肢体酸胀发麻时再向下移动，直到足内侧（这是脾经的循行路线）。如此反复 10 次。换另一侧用同样方法操作。

备注：补法应该按照脾经的气血运行方向（从内踝关节向上到腹部为止）。

（2）足三里

经穴介绍

足三里穴位于外膝眼下四横指、胫骨边缘。找穴时可以以左腿用右手、右腿用左手以食指第二关节沿胫骨上移，至有突出的斜面骨头阻挡为止，指尖处即为此穴。

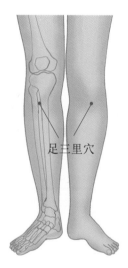
足三里穴

刺激足三里穴能使胃肠吸收功能增强，提高机体的免疫功能。

具体操作方法

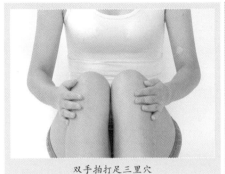

双手拍打足三里穴

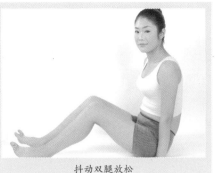

抖动双腿放松

①双腿屈曲，俯身拍打同侧足三里穴，力量渐增，次数不限，以皮肤疼痛、肌肉酸胀为度。

②结束后抖动双腿放松。

（3）期门、章门

经穴介绍

期门位于胸部，乳头直下，第六肋间隙，前正中线旁开4寸。期门穴为肝经的募穴，是脏腑之气汇聚于胸腹部的特定穴位。

章门在侧腹部，第11肋游离端的下方。中医有"脏会章门"之说，也就是说五脏的气血都要在此地汇聚，同时章门是脾的"募穴"，对于刺激内脏尤其是脾脏的气血有着非常明显的作用。

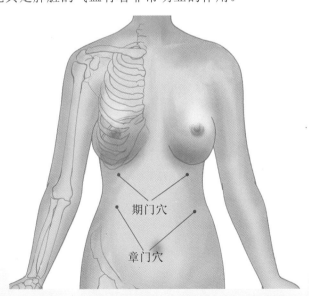

期门穴

章门穴

具体操作方法

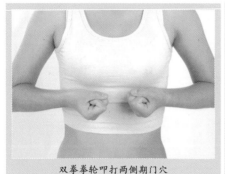

双拳拳轮叩打两侧期门穴

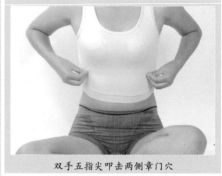

双手五指指尖叩击两侧章门穴

①盘腿打坐，双手成空心拳，以双拳拳轮同时轻轻叩打两侧期门穴，力量要适中，以胸胁部发胀、微觉疼痛为度。共50下。

②休息片刻，双手五指并拢，先缓缓吸气，然后屏住气，此时以双手五指尖分别叩击两侧章门穴。力道要轻，时间次数不限，直到坚持不住将气呼出为止。如此反复10次。

（4）命门

经穴介绍

正坐直腰，以两手中指按住脐心，左右平行移向背后，两指会合之处为命门穴，命门穴正对脐中。刺激命门穴可以温脾肾，固泄泻。

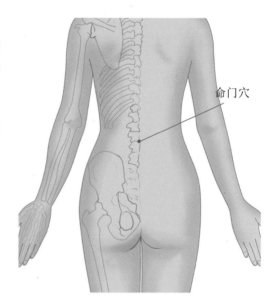

命门穴

具体操作方法

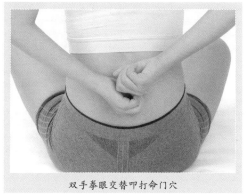

双手拳眼交替叩打命门穴

双手背后，成空心拳，用拳眼左右交替叩打命门穴。闭目缓缓呼吸，呼吸都要放大到极限，同时想象命门穴里面越来越热，热气透达四周，渐渐开始发亮，光亮照亮内脏。时间次数不限，以命门穴发热为度。

（5）膈俞和肝俞

经穴介绍

膈俞穴位于背部，第 7 胸椎棘突下，旁开 1.5 寸。肝俞穴位于背部，第 9 胸椎棘突下，旁开 1.5 寸。

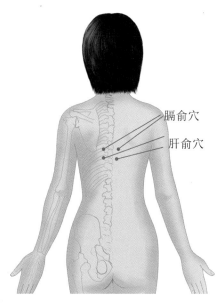

膈俞穴

肝俞穴

肝藏血，膈俞散热化血，刺激肝俞、膈俞，可以活血行血、补血养血。

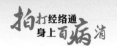

具体操作方法

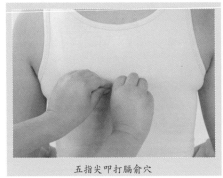

五指尖叩打膈俞穴

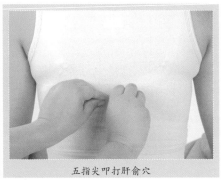

五指尖叩打肝俞穴

俯卧，让家人找到膈俞穴和肝俞穴，将五指聚拢，用五指尖先后分别叩打这两个穴位。时间次数不限，力量渐渐加重，直到感觉后背酸胀疼痛，此时再渐渐减轻力度，直到酸痛的感觉明显减退。如此反复 5 次。

3. 心气血虚

若是心悸、健忘、失眠、多梦，是心气血虚。

治则： 养心安神，益气养血。

经穴及部位： 心经、心包经、脾经、膈俞、肝俞。

（1）心经、心包经

经穴介绍

手少阴心经起于腋下极泉穴，沿手臂内侧后缘走行，最后止于小指内侧少冲穴。

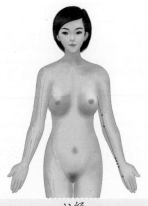

心经

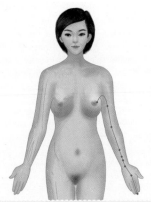

心包经

手厥阴心包经起于乳头外一寸的天池穴，绕经肩部折向手臂，沿手臂中线走行，最后止于中指指尖中冲穴。

心主血脉和神志。经常刺激心经和心包经，能够循行通畅，气血旺盛。

具体操作方法

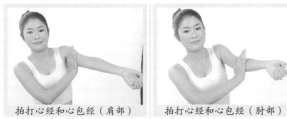

拍打心经和心包经（肩部）　　拍打心经和心包经（肘部）　　拍打心经和心包经（腕部）

取坐位，伸左臂，右手成平掌，拍打左臂内侧（心经和心包经的循行路线）。从肩头拍向手，时间次数不限，每个部位感到酸痛时再向下移动。如此反复5次。另一侧用同样的方法操作。

（2）脾经

经穴介绍

足太阴脾经起于蹑趾内侧，循足内侧上小腿，先走中线，上升到内踝上八寸之后，走向前缘，此后一直沿着腿内侧前缘上升，到腹股沟冲门穴附近穿入腹部。

中医认为，脾的功能非常强大，被称为后天之本、气血生化之源。运用经络健脾法可以增强气血，为防病治病储备能量。

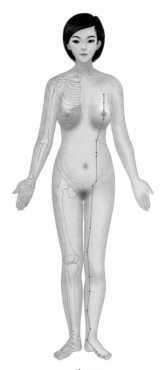

脾经

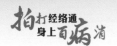

具体操作方法

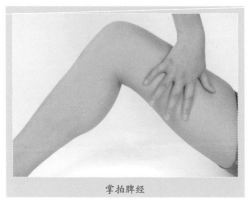

掌拍脾经

双腿分开，俯身向左，双手成平掌，拍打左腿内侧（脾经循行路线）。由腹股沟拍向足部，每个部位拍打的时间次数不限，局部感到酸胀微痛后再向下移动。用同样的方法对右侧进行操作。

（3）膈俞和脾俞

经穴介绍

膈俞穴位于背部，第 7 胸椎棘突下，旁开 1.5 寸。

脾俞穴位于背部，第 11 胸椎棘突下，旁开 1.5 寸。

膈俞穴归属足太阳膀胱经，有养血和营、理气宽胸、活血通脉等作用。中医认为，脾为后天之本、气血生化之源，刺激脾俞相当于强化脾脏功能，能够生血补血。

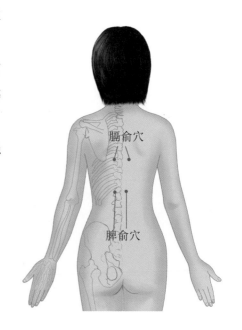

膈俞穴

脾俞穴

具体操作方法

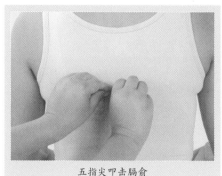

五指尖叩击膈俞

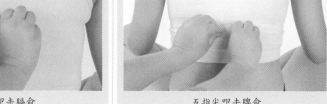

五指尖叩击脾俞

俯卧,由家人找到背部膈俞和脾俞两穴。五指聚拢,用五指尖先后分别叩击这两个穴位。力道渐渐增加,以轻度酸痛为度。时间次数不限,直到穴位微微发热。

备注:注意避风。拍打脾经是因为脾属土,心属火,而火能生土,故心为脾之母。中医认为"母虚补其子",所以实脾益土有助于壮大心的气血。

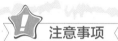

注意事项

中医气血的概念和西医有很大差别,不能进行直接对照,尤其是气的概念差别更大。

一般来说,中医如果出现血虚,西医一般表现为贫血。

需要强调的是,如果西医诊断为严重贫血,需要到医院进行详细检查,因为有可能是血液病造成的,如骨髓纤维化、再生障碍性贫血等。

此时单纯运用拍打疗法是不会起到明显作用的,需要正规治疗,但拍打疗法的辅助性作用也不可小觑。

拍打疗法以通经活络为主要治疗效果,补虚并非其所长,如果身体虚弱、气血两亏,仅凭拍打疗法是不够的,还要找到病因,治疗原发病,进行适当锻炼身体,饮食要富含营养,养成良好的作息规律,同时配合益气养血的中药调理。

清热泻火

中医认为"阳常有余，阴常不足"，所以人体常有火热症状。

中国老百姓最常用的一个词就是"上火"，中医里"火"是一种属性，是具有这种状态属性的一类症状的总称。

上火一般表现为口腔溃疡、舌尖起刺、咽喉疼痛、心烦失眠、烦躁多梦、舌苔发黄、面红目赤、晨起眵多、尿黄尿痛、急躁易怒、便秘灼热、口臭冲人等症状。

这些表现都说明有内火，很多人出现这些症状时会通过一些不太正确的方式"去火"，比如过度饮冷，或是服用一些清热去火的药物。

其实这些内火常是虚火，中医认为"实火当清，虚火当养"，就是说虚火要滋养阴津，实火才能用清热泻火的方法。

所以在以虚火主为时，使用清热泻火法就很容易造成"寒伤阳"，虽然暂时似乎有效，但是会因此而损伤胃阳肝阳，对于治虚火没有什么价值，甚至导致更严重的疾病。

至于饮冷这种方法更是没有太大的意义，因为冷饮只能暂时抑制阳热的势头，却不能针对根本。

在有胃火时，有些人为了痛快就过度饮冷，造成了胃瘀血。

就算是去除实火，用药也非常有讲究，要"中病即止"，即有了一定的效果就要停下来，改用其他方法。

可是很多人不懂医理，见到用药有效，就继续用药，以为可以"去根"，结果造成对阳气的损伤，甚至出现"寒伏热遏"。

所谓寒伏热遏即用过度的寒凉压制了热邪，但热邪并没有消失，而是郁于体内，败损血肉，内冲心神，生疮化腐，此即"寒包热"。

采用拍打没有这些不良反应，因为拍打疗法的效果是双向调节，有实火虚火时都可以泻火，虚证时也不会伤阳。

1. 肝火

如果脾气暴躁易怒、两目红赤、舌头两边红、耳鸣如轰，是肝火盛的表现。

治则： 清肝泻火。

经穴及部位： 肝经、胆经、后背。

（1）经穴介绍

肝经起自跗趾根部的大敦穴，经足背部、腿内侧、腹部，一直到乳房下两寸的期门穴。

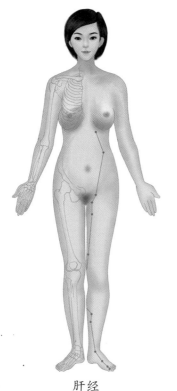

肝经

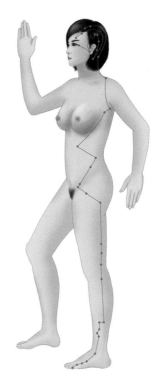

胆经

胆经由臀部中点开始，沿大腿笔直下滑，至脚踝底端结束。

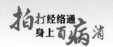
（2）具体操作方法

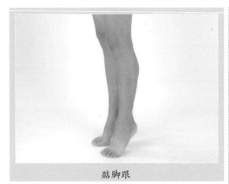

踮脚跟

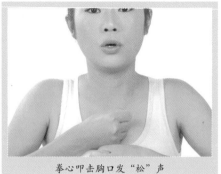

拳心叩击胸口发"松"声

①站立，踮脚跟颤动身体20次，全身要放松，足跟要用力撞地以便引起明显的震颤。

②双手握空心拳，左右交替用拳心叩击胸口，同时发"松"的声音，使声音随着叩击震颤，直到呼气尽，同时想象体内火热随着呼气排出体外。如此反复10次。

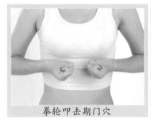

拳轮叩击期门穴

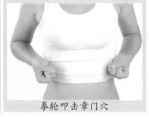

拳轮叩击章门穴

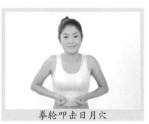

拳轮叩击日月穴

③双手成空心拳，用拳轮分别轻轻叩击肝经的期门穴、章门穴及胆经的日月穴，力量要轻，逐渐加重，以能够忍受为度，同时想象体内火热随着拍打得以松散分解。每个穴位叩击100次。

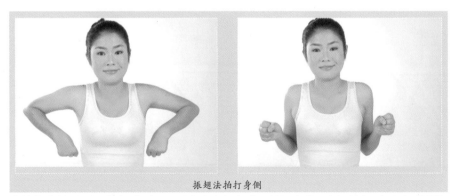

振翅法拍打身侧

④休息片刻，调匀呼吸，曲臂，双臂内夹如振翅状，拍打身体两侧。拍打时呼吸要缓慢，力量以疼痛可以耐受为度，共100次。

备注：身体两侧是胆经循行的部位，胆与肝互为表里，肝火常移为胆火，所以震荡胆经也有很好的泻肝火作用。而且肝火盛时常会有胸胁胀痛，夹臂振动体侧经络可以缓解疼痛。

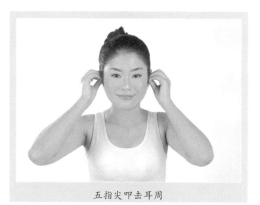
五指尖叩击耳周

⑤休息片刻，双手五指微分微弯，用五指尖轻轻叩击耳周部位。时间次数不限，直到耳周感觉发热。

备注：耳周是胆经在头面部的循行部位，叩打耳周对于肝胆火造成的耳鸣有很好的治疗效果。

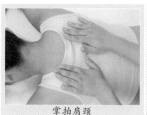
掌拍肩颈

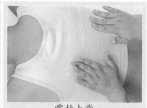
掌拍上背

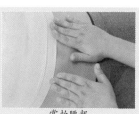
掌拍腰部

⑥俯卧，让家人帮忙拍打后背。双手成平掌，用力拍打后背，由上至下，时间次数不限，直到将后背拍红。

备注：如果体内有火，一般会产生痧疹，此时可以继续拍打，以感到身体舒畅为度。时间可以适当长一些。但要注意后背的痧疹是无法立即拍散的，这跟拔罐是一样的道理。

2. 心火

如果心烦意乱、失眠多梦、舌尖红赤、舌尖起刺，是心火盛的症状。

> **治则**：清心泻火。
>
> **经穴及部位**：心经、心包经。

（1）经穴介绍

手少阴心经起于腋下极泉穴，沿手臂内侧后缘走行，最后止于小指内侧少冲穴。

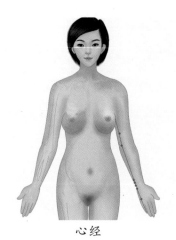

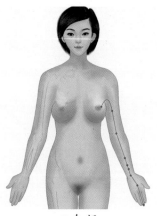

心经　　　　　　　　　　　心包经

　　手厥阴心包经起于乳头外一寸的天池穴，绕经肩部折向手臂，沿手臂中线走行，最后止于中指指尖中冲穴。

　　心包包裹在心外，心包保护着心，有"代心受邪"的作用，心经上的实邪和火热，都可以交给心包经去疏泄。

（2）具体操作方法

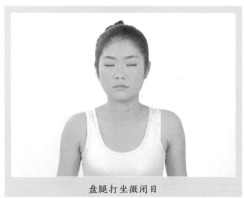

盘腿打坐微闭目

①盘腿打坐，缓缓呼吸10次，微微闭目。

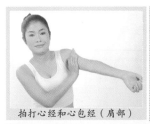
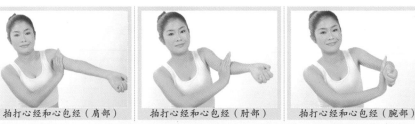
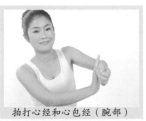

拍打心经和心包经（肩部）　　拍打心经和心包经（肘部）　　拍打心经和心包经（腕部）

②甩动双臂数次，伸左臂，右手成平掌，拍打左臂内侧(这是心经和心包经的循行部位)。由肩部拍向手，次数时间不限，直到感觉手臂酸麻。更换另一侧，方法相同。

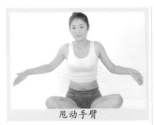

甩动手臂

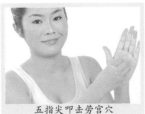

五指尖叩击劳宫穴

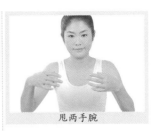

甩两手腕

③甩动手臂数次,休息片刻。

④缓缓吸气,屏住,右手五指聚拢,用五指尖叩击左手劳宫穴,力道重一些,以疼痛可以耐受为度,时间次数不限,直到屏不住气。如此反复10次。换另一侧用同样方法进行操作。

⑤甩两手腕,放松手部。

3. 胃火

如果胃脘灼热疼痛、口气冲人、舌红苔黄、口腔溃疡,是胃火盛的症状。

治则: 清胃泻火。

经穴及部位: 胃经。

(1)经穴介绍

胃经从锁骨下开始,顺双乳,过腹部,到两腿正面,止于第四趾趾间。

胃经瘀堵,时间久了会形成热,必沿经络上拱,最终会找到出口,以此突围泻热,这就是胃火上炎。例如,胃经入上牙床,上火牙痛,就是胃热从此处冲出了开口。胃经循口周,烂口角流黄水,就是胃热冲到了此处。胃经夹咽喉两侧,嗓子肿痛也可因胃热而起。胃经在脸上所经过的部位鼓包长痘,皆为胃热。清楚的明辨胃热后,

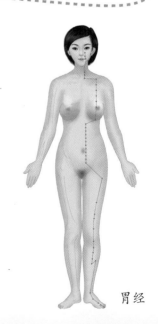

胃经

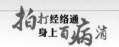
只要着手去循胃经，找到瘀堵的疼点，并一一将其拍开，使经络通畅，胃气可按正常路线向下循行，胃火上炎的毛病会自然痊愈。

（2）具体操作方法

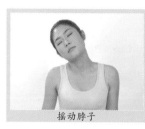

摇动脖子

①站立，缓缓摇动脖子，每个角度都到极限，先顺后逆各10圈。

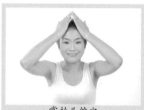

掌拍头维穴

②双手成平掌，拍打两侧头角，这里是胃经的头维穴。用力适中，但震颤感要强，以头部微感疼痛为度。共拍打100次。

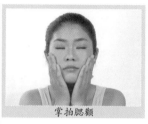

掌拍颧腮

③微闭双目，双手成平掌，拍打颧腮部位。时间次数不限，直到脸面发红发热。

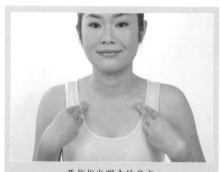

两指指尖叩击缺盆穴

④双手食中两指并拢微弯，深吸气，屏气，然后用两指指尖叩击缺盆穴。力量先轻后重，以疼痛可以耐受为度，时间次数不限，直到不能坚持吐气为止。如此反复10次。

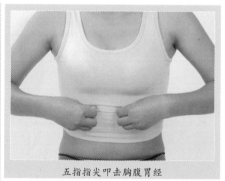

五指指尖叩击胸腹胃经

⑤双手五指分开微弯，用五指指尖叩击胸腹胃经循行路线，力量先轻后重，以局部酸胀微痛为度。每个部位时间次数不限，局部酸胀疼痛明显时再向下移动，直到腹部。

备注：女性注意避开乳房。

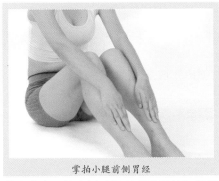

掌拍小腿前侧胃经

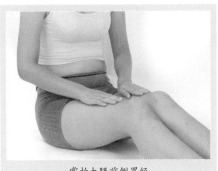

掌拍大腿前侧胃经

⑥取坐姿，俯身同时用双手平掌拍打双腿前侧胃经循行的部位，力度要大。局部拍打的时间次数不限，直到将皮肤拍红拍热再向下移动，直到足踝。

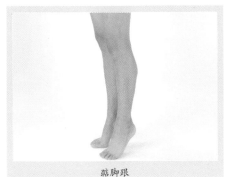

踮脚跟

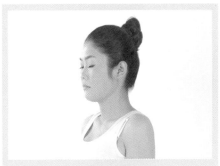

闭目深呼吸

⑦休息片刻，踮脚跟，震荡全身。

⑧闭目深呼吸，呼气时想象体内热气随着呼气排出体外，而吸气时想象吸入冰雾，冰雾渐渐在体内融化。

备注：此时会全身舒泰。

4.肺火

如果面有痤疮、呼吸喘促、咳嗽黄痰、咽喉肿痛、声音嘶哑，是肺火盛的症状。

治则：清肺泻火。

经穴及部位：肺经，重点是少商、列缺，还可以配合曲池、缺盆。

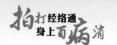
（1）经穴介绍

从肩胛骨凹陷处连出一条直线，沿着手臂内侧，到拇指内侧端止，为肺经。

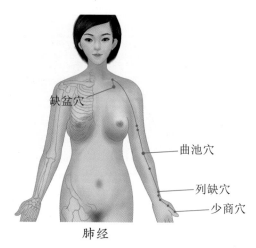

缺盆穴

曲池穴

列缺穴

少商穴

肺经

（2）具体操作方法

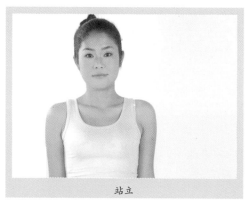

站立

①站立，缓吸重呼 10 次。

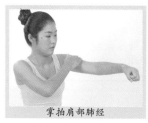

掌拍肩部肺经

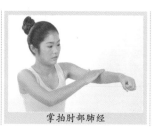

掌拍肘部肺经

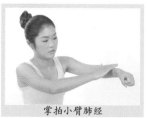

掌拍小臂肺经

②甩动手臂数次，伸左臂，右手成平掌，用力拍打左臂前缘。由肩部拍向手，局部时间次数不限，直到手臂发酸发麻再向下移动。如此反复 10 次。换另一侧用同样方法操作。

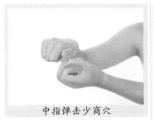
中指弹击少商穴

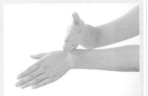
手刀砍击列缺穴

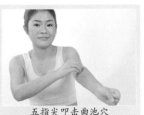
五指尖叩击曲池穴

③用右手中指弹击左手拇指外侧缘的少商穴，时间次数不限，直到穴位酸胀疼痛。换另一侧用同样方法操作。

④用右手手刀砍击列缺穴，时间次数不限，直到穴位酸胀疼痛。换另一侧用同样方法操作。

⑤曲臂，找到左臂曲池穴，右手五指聚拢，五指尖用力叩击曲池穴，共100次。换另一侧用同样方法操作。

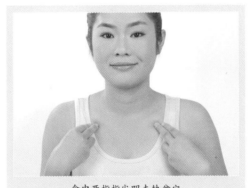
食中两指指尖叩击缺盆穴

⑥休息片刻，双手食中两指并拢微弯，深吸气，屏气，然后用两指指尖叩击缺盆穴。力量先轻后重，以疼痛可以耐受为度，时间次数不限，直到不能坚持吐气为止。如此反复10次。

5. 阴虚有热

如果患者在上述表现的基础上同时有口干渴、眼目干涩、皮肤干燥等症状，说明阴血津液亏虚比较明显。

> **治则：**滋阴生津。
>
> **经穴及部位：**涌泉、三阴交。

（1）经穴介绍

涌泉穴位于足前部凹陷处第二、第三趾趾缝纹头端与足跟连线的前三分之一处，当用力弯曲脚趾时，足底前部出现的凹陷处就是涌泉穴。

"肾出于涌泉，涌泉者足心也。"涌泉为人身诸穴的最下方，少阴又为人身六经之最里。如果涌泉穴温暖，人体至阴部位得阳而充，阳气充足则引力增大，上部的阳被引下而归源。涌泉常能让人满口甘津，这是人体水泉上涌的征兆，也是火降水升、上下交泰的佳征。

三阴交穴在小腿内侧，足内踝尖上3寸，胫骨内侧缘后方。

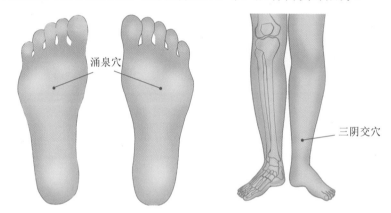

涌泉穴

三阴交穴

三阴交是肝、脾、肾三经的交会穴，补三经之阴，也就是补肝经、脾经及肾经之阴。

（2）具体操作方法

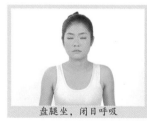
盘腿坐，闭目呼吸

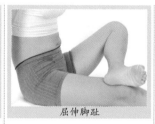
屈伸脚趾

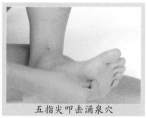
五指尖叩击涌泉穴

①盘腿打坐，呼吸10次。

②将左脚放到右腿上，反复用力屈伸左脚脚趾10次。

③右手五指聚拢，用五指尖叩击涌泉穴。力量适中，共50次，同时想象涌泉穴皮下渐渐滋生出蓝色的清凉水液。休息片刻，用同样的方法对另一侧进行叩击。

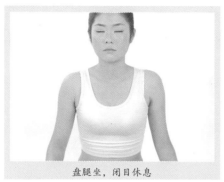
盘腿坐，闭目休息

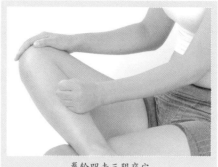
拳轮叩击三阴交穴

④闭目休息，想象足心水液缓缓盘旋流动。

⑤找到左腿三阴交穴，右手成空心拳，用拳轮叩击该穴，力度适中，共50次，同时想象皮下生出蓝色清凉液体。换另一侧用同样方法操作。

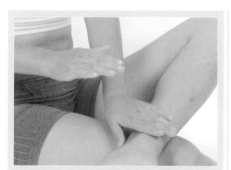
拍打小腿内侧

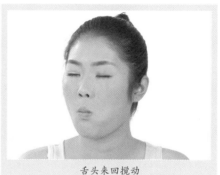
舌头来回搅动

⑥休息片刻，轻轻拍打小腿内侧，次数不限，同时想象蓝色水液渐渐汇聚到一起，并顺着小腿来回流动。

⑦在这个过程中，有时嘴里会生出津液，可以用舌头适当搅动，待积累满口时一点点将津液咽下去，直送到小腹丹田，在丹田缓缓盘旋。

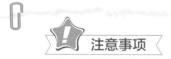
注意事项

　　人体产生火热是很常见的，千万不要轻率地过度服用清热泻火药。中医认为人体阳气至贵至重，留一分阳气就有一分生气，上火虽然不好，但是寒药伤阳更不好，这一点要切记。

　　拍打疗法对于实火虚火都有效果，属于双向调节，非常安全，但不要刻意勉强。

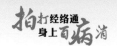
降压止晕

中医没有高血压的概念，虽然有些中医疾病和高血压有一定的对应，但并不是完全等同的，千万不要将中医病名机械地和西医病名进行对应。

西医在排除了继发性高血压的情况下，判断高血压是很简单的，以血压升高作为标准。

但同样是高血压患者，按中医的证型标准可以分出很多类型，所以千万不要一说高血压就是肝阳上亢。

从中医角度治疗高血压，确定证型是很重要的，否则误用药方会造成不良后果。

拍打疗法有其优势，拍打疗法基本没有不良反应，就算是辨证错误，也不会产生严重的不良反应。

从保健和辅助治疗的角度来看，拍打疗法是最佳的选择之一。

1. 肝阳上亢、肝风内动、肝火上炎

如果患者头晕易怒、走路头重脚轻、面红目赤、舌头发红、两胁胀痛、耳鸣如轰，那是肝阳上亢、肝风内动，或是肝火上炎。

这些都是实证，虽然证型在概念上有别，但临床上常同时出现，有时是同一个患者在不同阶段的表现。

治则： 平肝柔肝，息风清热

经穴及部位： 肝经、胆经。

（1）经穴介绍

肝经起自踇趾根部的大敦穴，经足背部、腿内侧、腹部，一直到乳房下两寸的期门穴。

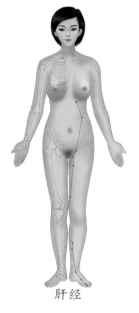

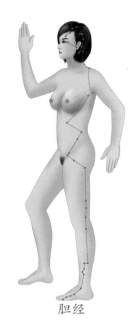

肝经　　　　　　　　　　　　胆经

　　胆经走人体的侧面。胆经保护身体侧面。起点是眼角外侧，在耳朵绕两圈，走大腿外侧，最后从第四趾、小趾分出来，从小趾内侧出去。

　　肝经、胆经不通的常见症状是眩晕，血压不稳，容易发怒冲动，自觉胸闷胸胀、口干口苦等。疏通肝经、胆经，可顺肝经气血，引肝气下行，泻下肝热，清热祛风，止痛消肿，同时还能稳定情绪。

（2）具体操作方法

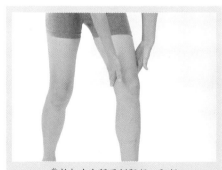

掌拍打左大腿两侧肝经、胆经

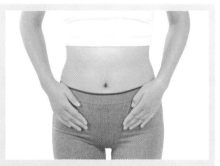

双手拍打腹股沟区

①站立，双腿微分，俯身拍打左腿两侧（肝胆经在腿部的循行部位）。稍用力，由大腿根移至足踝，每个部位时间次数不限，局部酸胀疼痛后再向下移动。如此反复5次。换另一侧用同样的方法操作。

②休息片刻，双手轻轻拍打两侧腹股沟区，以局部微痛为度，共50次。

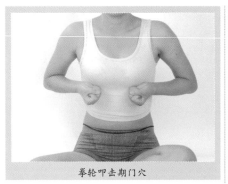

拳轮叩击期门穴

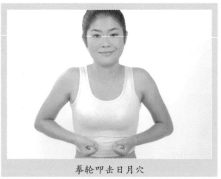

拳轮叩击日月穴

③休息片刻，双手成空心拳，用拳轮轻轻叩击期门、日月两穴，动作要慢，力度深入，以局部微感胀痛为度，共50次。

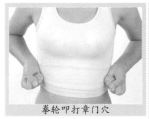

拳轮叩打章门穴

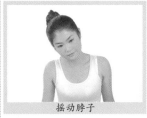

摇动脖子

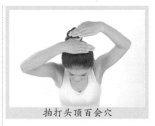

拍打头顶百会穴

④休息片刻，用双拳拳轮轻轻叩打两侧章门穴。先深吸气然后屏气，开始叩打，速度要慢，力量适中，直到不能坚持呼气为止。拍打时想象体内火热顺着章门穴向外泄出。如此反复10次。

⑤闭目，缓慢摇动脖子，各个方向做到最大限度，动作要轻柔。

⑥双手左右交替，轻轻拍打头顶百会穴，以感到轻微震颤为度，共50次。

备注：肝经在体内的分支有一条直到颠顶，所以震荡百会穴有一定疏通肝经的作用。

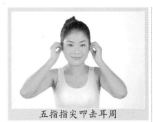

五指指尖叩击耳周

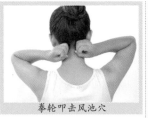

拳轮叩击风池穴

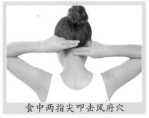

食中两指尖叩击风府穴

⑦五指弯曲，用五指指尖叩击耳周区域，力度适中，时间次数不限，直到局部酸胀微痛。

⑧双手置于脑后，成空心拳，以拳轮轻轻叩击风池穴，共50次。

⑨双手食中两指并拢，用两指指尖左右交替叩击风府穴，操作方法同风池。

备注：后脑的风池和风府两穴不但可以祛外风，还可以息内风。

2.阴虚阳亢

如果患者六脉细弦数，两尺尤为沉细，常口渴、乏力、目干，是肝阴肾阴不足，此为阴不制阳，阳气上亢，阴不制火，火气上冲。

> **治则**：补益肝肾阴液。
>
> **经穴及部位**：复溜、肾俞、太溪、三阴交、照海、涌泉。

（1）经穴介绍

足少阴肾经的复溜穴在内踝上两寸，在胫骨和跟腱之间。

足少阴肾经的太溪穴在内踝踝骨后面，跟腱的前面。这里有一处明显的凹陷就是太溪。所谓太溪其实就是大溪，即大水，是滋阴要穴。

足少阴肾经的照海穴在足内踝踝尖的下方凹陷中。

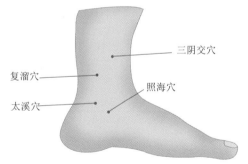

足太阳膀胱经的肾俞穴在命门旁开 1.5 寸的地方。

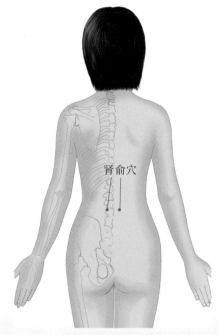

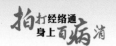

（2）具体操作方法

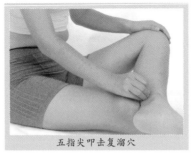

五指尖叩击复溜穴

①盘腿打坐，左脚放到右腿上，找到复溜穴。右手五指聚拢，用五指尖叩击复溜穴，深吸气时用力叩，呼气时力道减轻。同时想象穴位下面滋生出蓝色液体，越来越多，渐渐向四外弥散。操作5分钟以上。换另一侧用同样方法操作。

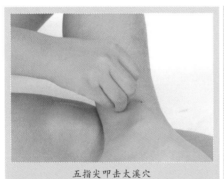

五指尖叩击太溪穴

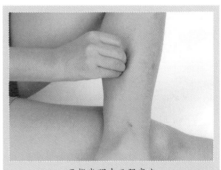

五指尖叩击三阴交穴

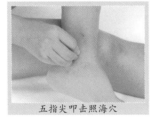

五指尖叩击照海穴

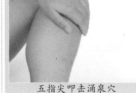

五指尖叩击涌泉穴

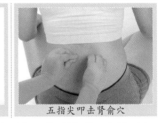

五指尖叩击肾俞穴

②用同样的方法对太溪穴、三阴交、照海穴、涌泉穴、肾俞穴进行叩击，均操作5分钟以上。

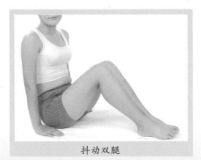

抖动双腿

③休息片刻，抖动双腿放松，同时想象里面的蓝色液体汇聚成流，四下漫散。

消除疲劳

疲劳感主要是气虚产生的，同时常伴气滞。人因为劳动、运动产生的疲劳经过适当休息很快就会消失，而且可以增加体能。但是过度的体力活动和脑力活动会造成持续性的疲劳，如果本就气血虚弱，那疲劳感更是难以恢复。这主要和肺、脾、心三脏相关，因为肺主一身之气，脾为气血生化之源，又主四肢肌肉，而心主血脉，心虚时必定疲劳倦怠，精神不振。除了体力和脑力活动，中医还很重视性生活造成的疲劳。

西医认为精液里只含有少量蛋白质，一次性生活只相当于跑五十米消耗的能量，所以觉得房事对身体无害。

但是按中医理论，一次性生活所耗损的气血虽然不多，但泄肾精、损元气。肾中元气和肾精是气血生化的根本动力和材料，这些都不是后天饮食所能够替代的。所以性生活一定要有节制。

综上可知，疲劳感根本上主要和肺、脾、肾、心有关。

下面介绍一套迅速解除疲劳的拍打方法。

> **治则：**益气理气，振动经络。
>
> **经穴及部位：**中府、足三里、章门、四肢。

1. 经穴介绍

足三里穴位于外膝眼下四横指、胫骨边缘。找穴时左腿用右手、右腿用左手以食指第二关节沿胫骨上移，至有突出的斜面骨头阻挡为止，指尖处即为此穴。

足三里穴可以促进全身的血液循环、通畅经络以及缓解疲劳等。

两手叉腰立正，锁骨外侧端下缘的三角窝中心是云门穴，由此窝正中垂直往下推一根肋骨（平第一肋间隙）处即是中府穴。

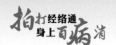

中府是肺经的募穴，可以刺激肺气振奋。

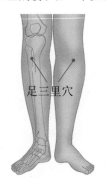

足三里穴

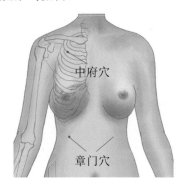

中府穴

章门穴

章门穴位于侧腹部，第11肋游离端的下方。取穴时可把一只手向上手心贴在脸上，肘尖对应的就是章门穴大概的位置。

章门穴是连接五脏的门户，可以通达五脏，调节五脏的功能。章门穴是脾经的募穴。"募"是聚集起来的意思，章门穴把脾经的功能和气血会聚集在这里。

2. 具体操作方法

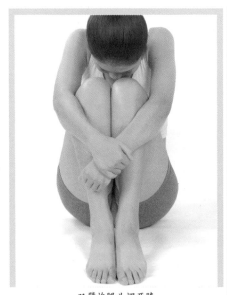

双臂抱腿头埋两膝

①仰卧，双腿上提至胸前，双臂抱住双腿，头埋在两膝之间。闭目用力抱紧双腿，全身一起紧张起来，保持呼吸10次。

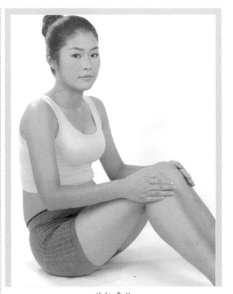

放松身体

②松臂，双手轻拍腿部肌肉，全身放松，呼吸10次。

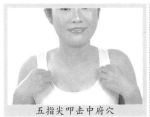

五指尖叩击中府穴

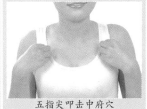

五指尖叩击中府穴

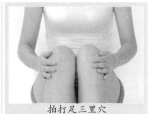

拍打足三里穴

③取坐姿，双手五指聚拢成尖，用五指尖叩击两侧的中府穴，力度适中，以微感酸胀为度，共 50 次。

④腿下垂，俯身拍打小腿外侧足三里穴，次数不限，以疼痛稍重为度，直到腿发麻发酸。

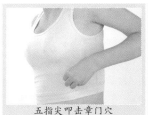

五指尖叩击章门穴

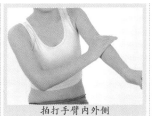

拍打手臂内外侧

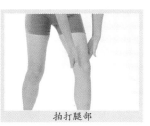

拍打腿部

⑤站立，左手五指聚拢成尖，用五指尖叩击章门穴，力量适中，以局部微微酸胀为度，共 50 次。换另一侧用同样方法操作。

⑥休息片刻，左右交替拍打手臂内外侧，顺序随意，次数时间不限，以疼痛可以耐受为度，直到手臂发酸发胀为止。

⑦用同样的方法拍打大腿、小腿。

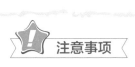

注意事项

暂时解除疲劳并不是终极目的，强行刺激精神振奋而不顾内在气血的虚弱更不可取。最重要的是要强壮脏腑，注意锻炼和休息，同时避免各种形式的过度疲劳。

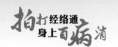

补肾强腰

中医认为"肾为作强之官"，即作用强大。肾中藏先天元气，元气是周身之气的原始动力，是生命的根本，而肾阴肾阳又是主一身阴阳的根本。古人将肾比作五脏六腑之根。肾中藏精，男子以精为先天，所以肾精是否充足非常重要。虽然后天精微物质可以滋生肾精，但是不能完全替代。气血的损伤是可以慢慢恢复的，而元气和肾精的损伤是伤一分少一分，难以补回。肾虚时症状很多，比如腰膝酸软、尿频无力、阳痿早泄、性欲减低、精神不振、周身无力，甚至影响生育。

> **治则**：补肾强腰。
>
> **经穴及部位**：肾经、命门、下丹田、腹股沟、长强、承扶。

1. 肾经

（1）经穴介绍

肾经起自足底涌泉穴，沿腿内侧后缘向上过盆腔深处，从任脉旁开半寸处向上直达胸前俞府穴。

肾为先天之本，藏精纳气，主生殖。肾经通畅才能保证身体各个部位得到元阳的滋润，若不通则骨痿无力、齿摇脱落。精血不足，则发枯脱落、耳鸣耳聋、大小便异常、生殖功能低下。

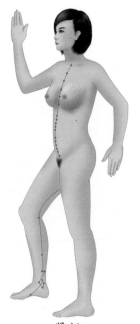

肾经

（2）具体操作方法

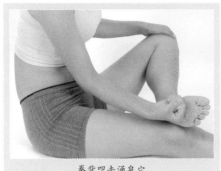

拳背叩击涌泉穴

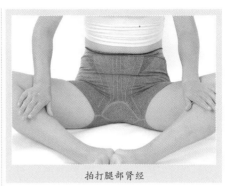

拍打腿部肾经

①盘腿打坐，左脚放到右腿上，右手成空心拳，用拳背轻轻叩击涌泉穴，时间次数不限，直到足心发热。换另一侧用同样方法操作。

②顺着肾经的循行路线上行，拍打小腿和大腿内侧。每个部位的次数时间不限，直到将皮肤发热再向上移动。如此反复10次。换另一侧用同样方法操作。亦可两侧同时拍打。

2. 命门、下丹田、长强

（1）经穴介绍

命门在后腰正中线上，第2腰椎棘突下，与肚脐相齐平。

命门对男子所藏生殖之精和女子胞宫的生殖功能有重要影响，对各脏腑的生理活动起着温煦、激发和推动作用。命门火衰疾病与肾阳不足多属一致，所以，补命门火的药物多具有补肾阳的作用。

跪伏或胸膝卧位，在尾骨尖端与肛门连线中点凹陷处，即是长强穴。"长"是长大、旺盛，而"强"顾名思义就是强壮、充实。长强穴是督脉上的络穴，是督脉的起始穴，阳气从这里开始生发。经常刺激长强穴能振奋人体的阳气，强壮身体。

下丹田（气海穴）位于下腹部，直线连结肚脐与耻骨上方，将其分为十等分，从肚脐3/10的位置，即为此穴。下丹田（气海穴）有培补元气、益肾固精、补益回阳、延年益寿之功。

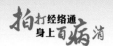

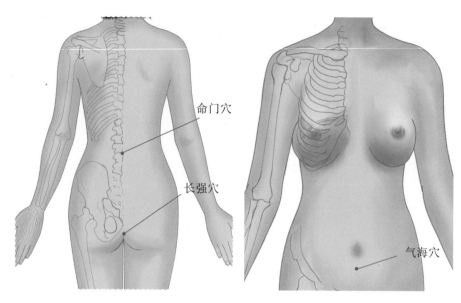

命门穴

长强穴

气海穴

（2）具体操作方法

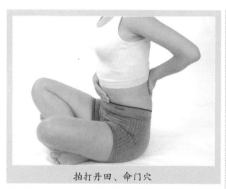

拍打丹田、命门穴

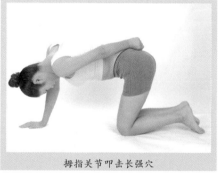

拇指关节叩击长强穴

①右手按住小腹下丹田，左手反手按住腰间命门穴。两手同时拍打，力度适中，以微感酸胀为度。时间次数不限，直到腰腹之间微感发热。双掌分别捂住丹田和命门，待热度渐低再进行下一步操作。

②跪伏在床上，臀部抬起，手握空心拳，拇指关节凸出，用拇指关节叩击长强穴，左右交替，力度渐增，共 50 次，局部会酸胀发热。

3. 腹股沟、承扶

（1）经穴介绍

承扶穴在臀部横纹正中。

承扶穴是膀胱经上的穴位，刺激此穴可以增强性功能，增加对性的感受力。

腹股沟在大腿根处，是连接腹部和大腿的重要部位，离外生殖器很近，是性活动的主要区域。

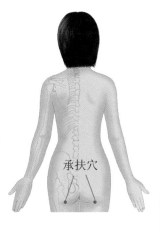

承扶穴

（2）具体操作方法

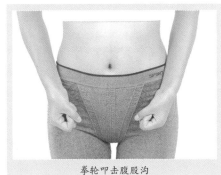

拳轮叩击腹股沟

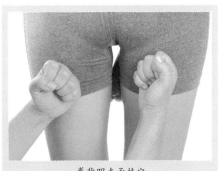

拳背叩击承扶穴

①仰卧，双手成空心拳，用拳轮轻轻叩击两侧腹股沟，共 50 次。

②俯卧，双腿微分，双手成空心拳，用拳背叩击承扶穴。力度要大，以疼痛稍微难忍为度，共捶打 100 次。

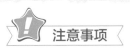
注意事项

操作时要防风保暖。

此外，拍打补肾法要持之以恒才能有效。平时要节制性生活，不能纵欲。

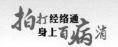

缓解头痛

头为诸阳之会，各经络走行环绕，全身之精气都上注于头面，可以说是最重要的部位了。

除了带脉，几乎所有的经脉都和头有着直接或间接的联系，可见头部之重要。

如果能护理好头部，可以说健康就有了先决性的保证。

但头部肌肉不丰富，所以经络相对比较表浅。而且头部是裸露在外的，风寒邪气来袭时，头部首当其冲，内生病变也常上冲头部，多种病因均可导致头痛。

西医对于头痛的分型有数十种，诸如偏头痛、血管神经性头痛、癫痫造成的头痛等，门类繁多。

中医对于头痛的分型相对简单一些，主要是通过邪气种类和病变经络来分型的。如外来的风、寒、火、湿都可以导致头痛，内生的风、火、虚、痰、湿、瘀也都可以导致头痛。

病变经脉则主要分为太阳经头痛、少阳经头痛、阳明经头痛、厥阴肝经头痛等。

有些头痛可能一拍即无，有些则纠缠一生不能去除，让人食不甘味、睡不安寝。

头部穴位众多，若是不辨证分型，仅是拍打头部穴位，而不配合其他穴位，效果肯定是不好的。

1. 外感头痛

外感头痛是指外邪侵袭头部，阻滞经络造成的头痛。

中医将外邪分为风、寒、暑、湿、燥、火六种类型，其中造成头痛最常见的类型是风、寒、湿、火。

风邪又被称为"百病之长"，风邪侵袭人体的同时，还容易招来别的邪气共同致病。

因为风邪的性质是"开泄"，有使皮肤腠理疏松、卫气不固的作用，人体对外邪的防御因此而松懈，别的邪气就一同来犯。

所以风邪常不独立致病，一般跟其他的邪气相混，如风寒、风热、风湿等。

（1）风寒头痛

风寒头痛最常见，是风寒之邪侵袭人体所致，一般以寒邪为主。

中医认为寒邪的特点是"收敛凝滞"，风寒头痛最容易牵引经脉，所以头痛最重，遇寒加重。最重要的特点是没有汗，毛孔因为寒性收敛而关闭。

> **治则：**解表散寒，疏通经络。
>
> **经穴及部位：**肺经、膀胱经、百会、风池、大椎。

①肺经

经穴介绍

肺经起于肩胛部，沿手臂外侧下行，在手腕处分叉。一条走拇指指端，另一条走食指指端。

如果肺气不足，就会无力助心火以祛散风寒，而刺激肺经则能补肺气，并能增强肺的功能。肺主皮毛，司肌肤腠理之开合，故能帮助肌肤祛除体表寒气。

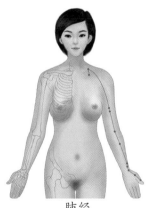

肺经

具体操作方法

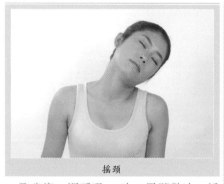

摇颈

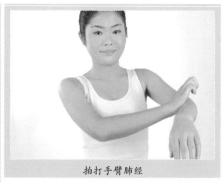

拍打手臂肺经

A.取坐姿,深呼吸 10 次,甩臂数次,摇颈数次。

B.左右交替拍打手臂前缘肺经,时间次数不限,以手臂酸胀为度。

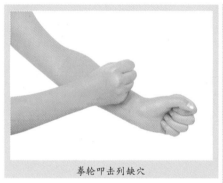

拳轮叩击列缺穴

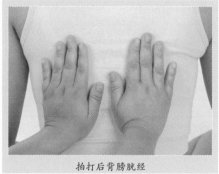

拍打后背膀胱经

C.成空心拳,用拳轮叩击列缺穴,力度适中,以疼痛稍微难忍为度,次数越多越好,直到周身微微出汗,呼吸顺畅。

D.屈膝,双臂抱住小腿,头埋在腿间,后背尽量拱起来。让家人帮忙拍打后背膀胱经,力度要重,速度不能太快。次数不限,以呼吸顺畅、微微出汗为度。

②百会、风池、大椎

经穴介绍

百会穴位于头部,头顶正中心,可以通过两耳角直上连线中点,简易取穴。

百会穴是各经脉气会聚之处。穴性属阳,又于阳中寓阴,能够通达阴阳脉络,连贯周身经穴,调节机体的阴阳平衡,活血通络。当外感风寒出现头痛时,可刺激百会穴缓解症状。

把拇指、中指放在枕部两侧,轻轻的往下滑动,会感觉到两边各有一个凹陷，这就是风池穴。风池穴可通经络，和气血，祛风散寒。

在颈背交界处椎骨的最高点即为第七颈椎，其下缘凹陷处即为大椎穴，按压有酸胀感。

大椎穴为督脉穴位，是人体的阳气会聚之地。刺激大椎穴可以振奋阳气，阳气充足，则可祛寒外出，达到温阳散寒的效果，症状自然缓解。

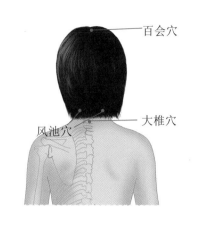

具体操作方法

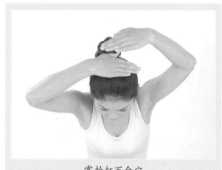

掌拍打百会穴

A. 取坐位，双手成平掌，拍打百会穴，左右交替，力度渐增，以疼痛可以耐受为度，共 50 次。要体会拍打时全身震颤的感觉。

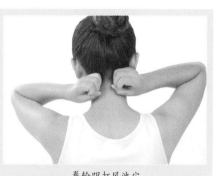

拳轮叩打风池穴

B. 微微低头，双手成空心拳，左右交替，以拳轮叩打风池穴，力度适中，以头部微微震颤为度。共 50 次。

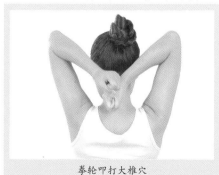

拳轮叩打大椎穴

C. 用同样的方法对大椎穴进行叩打。

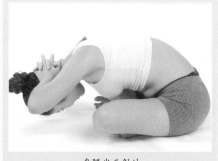

盘腿坐头触地

D. 休息片刻，盘腿打坐，双手抱住后脑，身子用力向前弯曲，尽量以头触地，然后仰起。如此反复 30 次，直到微微出汗。

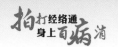

拍打之时需要注意的事项

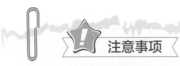 注意事项

第一，要注意防风保暖，这一点最为重要，一定要记住，要选择室内无风的环境，关闭空调，远离窗边。因为解表之时，毛孔都是张开的，如果此时受风，病情会立即加重。

第二，拍打时要以周身微微发热，出汗比较明显，呼吸感觉顺畅为起效标准。在形成这种效果之后，还要继续拍打，反复操作，不能停歇。因为邪气并不能一下子完全去除，所以要继续拍打，否则邪气还会回复。

第三，拍打时要注意配合呼吸与意念，可能会收到比较好的效果。肺主皮毛，毛孔的开闭和肺的呼吸有同步效应，吸气时毛孔关闭，呼气时毛孔张开。从呼吸和毛孔开闭的关系可以推出，为了解表散寒，应该加重呼气时的意念，想象肌表卫气彭张外撑，以助开表，吸气时则要缓吸，不配合意念。

（2）风热头痛

风热头痛是风热侵袭的结果，常是风热感冒的症状之一，位置不固定，太阳、少阳、阳明诸经皆可受到侵犯。

症状主要是头痛如灼，伴发热、出汗，偶有微恶寒、口渴、咽喉肿痛、耳鸣、尿黄、便秘、黄涕、黄痰、咳嗽、舌红苔黄、脉数。

风热之邪本属热性症状，不过初时伤及卫气，卫气有失对肌表的固护，所以也可以有恶风寒的表现，但并不明显。

热性漫散，不像寒邪那么收敛，所以头痛的位置并不太固定，主要表现为灼痛。

热邪上受，扰乱清窍，所以五官症状很明显。中医温病学认为风热邪气很容易从口鼻直接入肺，并且容易侵入血分，所以很早就出现咽喉肿痛、咳嗽不宁和黄痰。

　　风热头痛或许不像风寒头痛那么严重，但是热性主动，所以灼痛会让人感觉心烦意乱，另有一番痛苦。

> **治则**：疏风清热。
>
> **经穴及部位**：少阳经、百会、合谷、少商、曲池。

①少阳经

经穴介绍

少阳经包括手少阳三焦经和足少阳胆经两条经脉。

胆经起于瞳子髎穴，沿大腿笔直下滑，至脚踝底端结束。

三焦经起于眼角鱼尾纹的生长处丝竹空穴，止于无名指之间。

肝胆相表里，共主疏泄，性喜条达而恶抑郁，且内寄相火。三焦总司人体之气化，为水液代谢和相火游行之通道，故少阳为病常出现相火内郁、上炎、气机疏泄失常以及水液代谢障碍等病理变化。由于脏腑相连，土木相关，少阳为病常可波及脾胃。

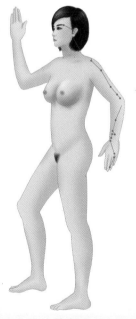

三焦经

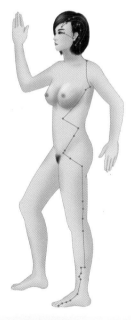

胆经

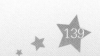

少阳经为气机升降出入之枢，少阳枢机不利主要表现在三焦气机的升降出入异常，体内阴与阳物聚其类，形成独特的少阳经"火"化证，刺激少阳经能疏利少阳，清热利湿解毒，清散郁火。

具体操作方法

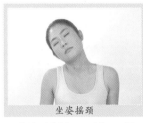

坐姿摇颈

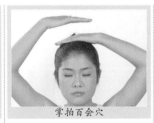

掌拍百会穴

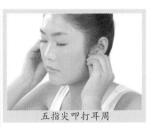

五指尖叩打耳周

A.坐姿，摇颈，正反各10圈。

B.双手成平掌，左右交替，轻轻拍打百会穴，力量要轻，速度要快。共100次。

C.休息片刻，双手五指微分弯曲，用五指尖叩打耳周区域。力量要轻，速度要快。次数不限，以局部感到舒畅为度。

备注：耳周是少阳经循行的部位，风热侵袭少阳经的概率会高一些，常对少阳进行刺激，不仅可以缓解风热头痛，还可以缓解耳鸣等症状。

②合谷、少商、曲池

经穴介绍

合谷穴位于手背，第一、第二掌骨间中点处，具有镇静止痛、通经活络、清热解表的功效。

少商穴位于拇指末节桡侧，距指甲角0.1寸。少商穴为肺经之井穴，五行属木，其疏通、条达、开泄之作用较强，善清肺泻火，祛邪外出，治疗外感风热头痛。

完全屈肘时，肘横纹外侧端处即是曲池穴。曲池穴有疏风解表、清热止痛

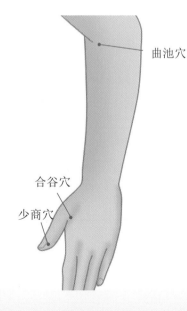

曲池穴

合谷穴

少商穴

作用，刺激该穴可明显改善感冒发热所致的头痛。

具体操作方法

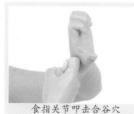

食指关节叩击合谷穴

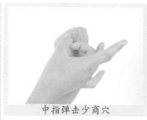

中指弹击少商穴

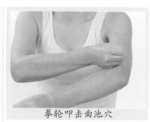

拳轮叩击曲池穴

A. 右手握空心拳，食指关节凸出，用凸出的关节叩击左手合谷穴，用力适中，共 100 次。换另一侧用同样方法操作。

B. 左手五指微分，用右手中指弹击左手拇指外侧缘的少商穴，力度适中，速度要快，共 100 次。换另一侧用同样方法操作。

C. 甩动手臂数次，弯曲左臂，找到曲池穴。右手成空心拳，用拳轮叩击左曲池穴，用力适中，速度要快，共叩 100 次。换另一侧用同样方法操作。

（3）风湿头痛

在各种外感头痛中，风湿头痛是最棘手的，因为湿性黏滞，容易滞留经脉，长久不愈。

风湿头痛是重痛，头重如裹，意思是说脑袋很沉，而且昏蒙蒙的，像是用布裹住了头一样难受。

风湿头痛还伴有全身症状，如肢重懒言、食欲缺乏、胸闷、腹胀、昏蒙、易困、便溏、舌苔厚腻等，这些症状常在阴雨潮湿的天气加重。

治则：疏通经络。

经穴及部位：阿是穴。所谓阿是穴即有症状、疼痛的部位。

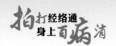

具体操作方法

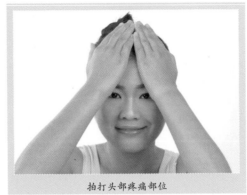

拍打头部疼痛部位

A.取坐姿，然后针对疼痛部位进行拍打，力度适中，速度要快，以皮肤感觉透畅为度，时间越长越好。

备注：如果疼痛部位比较宽阔则用拍法，在弯曲关节部位用拳法，在较小面积部位用指叩法。弹法和掌叩法一般不适用。

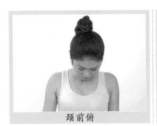
颈前俯

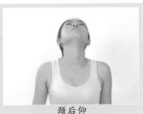
颈后仰

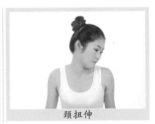
颈扭伸

B.在拍打之余，要配合伸展关节，以利疏通经络。颈关节可以前俯、后仰、左右扭伸等方式。要将关节抻位到极点，但不能勉强。

注意事项

操作过程中可能会微微出汗，此时不要停止，继续拍打，直到局部爽快通畅。

在拍打时手法要轻，但震颤感要强，想象头部经脉之中的气血随着震颤而川流不息，冲破阻碍。

湿性黏滞，所以风湿头痛要常拍常打，使湿气不留残余。

2. 内伤头痛

内伤头痛是头痛内容最多的一部分。

所谓内伤就是脏腑的病变，脏腑病变可以造成很多症状，头痛是其中之一。

头部是重要经脉汇集的地方，五脏六腑之精华向上灌注于头部，内在病气也会影响头部而致疼痛。

所以在用拍打法治疗内伤头痛时，其实是以治疗脏腑病变为基础的，附带对头痛的针对性拍打。

（1）肝性头痛

如果肝气旺盛导致肝阳上亢，或是肝阳化风，肝风上扰，或是肝郁化火，或是肝阴血虚而阳火旺，这些风阳火都可以直冲头部而致头痛。

常表现为跳痛，同时伴有头晕目眩、耳鸣如潮、急躁易怒、胁肋疼痛、面红目赤、脉弦等。

在"降压止晕"一节已经介绍过相关的拍打方法，此处不再赘述。

（2）痰浊头痛

前文说过，脾虚胃强，饮食过度，容易水湿不化而成痰浊。

痰浊偏于气分，并不固定，可以随气而走，内外上下，皆可流注，如果随气上行，便可上蒙头面阻滞经络而致头痛。

痰浊头痛也以重痛为主要表现，头重如裹，但位置不是特别明确，边界比较模糊。同时因为痰浊阻滞气机和蒙蔽清窍，常伴有目眩、胸闷、食欲缺乏、多痰、苔白腻等症状。

> **治则**：健脾通络。
>
> **经穴及部位**：脾经、阿是穴。

对脾经的拍打可参考"健脾养胃"一节中拍打脾经的方法。

对阿是穴的拍打可参考"风湿头痛"一节中拍打阿是穴的方法。

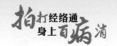

（3）虚性头痛

虚性头痛主要是因为气血阴阳精的不足，精微物质不能上荣头面造成的疼痛，前文提到过"不荣则痛"，说的就是这种情况。

脑力劳动过久，思虑过度，耗伤心血，或是生活没有节律，脾胃气弱，气血生化不足，清阳不升，或是房事过度，肾气肾精亏虚，或是久病大病伤正，或是先天不足。这些情况都可以造成头面经脉失养，从而引起疼痛。

虚性头痛一般表现为空痛、隐痛或者昏痛，隐痛和昏痛比较好理解，所谓空痛是感觉头脑不够充实。

这些疼痛程度都不是特别剧烈，但疲累之后疼痛会加重，疼痛的位置也不是特别清楚，是比较泛泛的疼痛。

除了头痛，同时伴有其他虚性症状，如头晕、健忘、心悸、气短、乏力、食欲缺乏、腰膝酸软、手足发冷、阳痿早泄、失眠多梦、面色口唇无华、脉沉弱细等。

虚性头痛在治疗前要先找到病因，积极治疗原有疾病。

> **治则：**益气养血，强壮脏腑。
>
> **经穴及部位：**脾经、胃经、肾经、心经、心包经。

前面已经详细介绍过对这些经脉的拍打方法，此处不再赘述，只单独介绍一下虚性头痛在头部专门的拍打方法。

经穴介绍

脾经从蹈趾尺侧隐白穴开始，途径大都、太白、商丘、三阴交、地机、阳陵泉、血海到大包。

胃经从锁骨下开始，顺双乳，过腹部，到两腿正面，止于第四趾趾间。

肾经起自足底涌泉穴，沿腿内侧后缘向上过盆腔深处，从任脉旁开半寸处向上直达胸前俞府穴。

心经始于腋下，止于小指指尖，贯穿上臂内侧。

从乳头外侧一寸的天池穴开始，到中指指尖末端，为心包经。

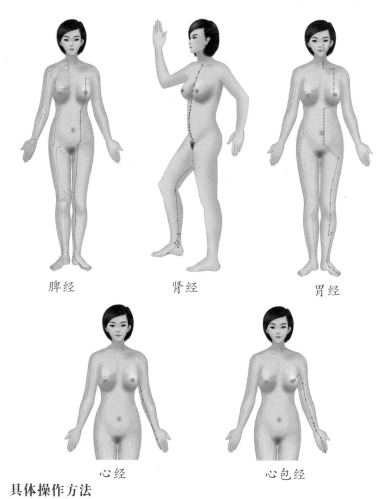

脾经　　　　　　　　肾经　　　　　　　　胃经

心经　　　　　　　　心包经

具体操作方法

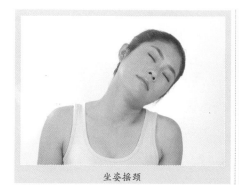

坐姿摇颈

①取坐姿，摇颈，正反各10圈。

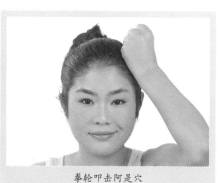

拳轮叩击阿是穴

②左手成空心拳，用拳轮叩击阿是穴，共100次。拍打时力量要轻，放缓呼吸。

③休息1分钟，然后将掌心搓热，用掌心按住百会穴，随后缓缓摩转，同时想象这种旋转产生了一种螺旋式的吸力，将体内的精华物质缓缓吸引上来充溢百络。

备注：本步骤不限时间次数，以头脑感觉清醒，精力充沛为度。累了可以休息一下，可反复多次。

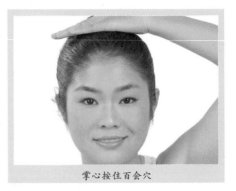

掌心按住百会穴

（4）瘀血头痛

瘀血造成头痛主要有三种情况。

瘀血是有形的病理产物，阻滞气血运行，一般来说位置比较固定，但是在瘀血形成之初也可以随气血而走。

身体别处的瘀血可以随气血运行上达头面，最后阻滞于头部经络之中，固定不移，造成瘀血头痛。

患有其他疾病，时间长了，"久病入络"，病气深入细小络脉，导致瘀血，瘀血引发头痛。

久病入络是中医理论之一，络是细小络脉的意思，和粗大的经脉主干是相对应的概念，但也是经络系统的成分。

细络本来气血就较弱，运行乏力，病气深入之后，自然很容易造成瘀血。

有些瘀血头痛是头部外伤造成的遗留症状。

瘀血头痛比较容易诊断，最大的特点就是刺痛，位置固定不移，一般来说入夜加重。此外，还常伴有心胸疼痛、胃脘疼痛、心悸气短、失眠健忘、舌质紫暗有瘀斑等症状。

瘀血这种病理产物比较凝实，阻滞效应非常强，所以瘀血导致的头痛比较剧烈，处理起来比较棘手。

用拍打疗法治瘀血头痛比较困难，见效也没那么快，但是持之以恒，总会有效果。

如果是外伤造成的瘀血，相对简单一些，因为瘀血的病理位置比较表浅，找准位置坚持拍打即可。

如果是体内的瘀血随气血上冲，这种情况比较紧急，必须立即就医，不能自行处理。

笔者在此着重介绍久病入络造成的瘀血头痛。

治则： 扶正补虚，疏通经络。

经穴及部位： 脾经、心经、心包经、肝经、足三里、关元、命门、涌泉、中府、膈俞、阿是穴。

关于这些穴位的拍打方法前面均已进行了详细的介绍，可以参考前面的方法操作，此处不再赘述。

本节着重介绍一下头部阿是穴的拍打方法。

具体操作方法

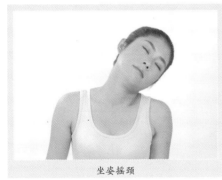

坐姿摇颈

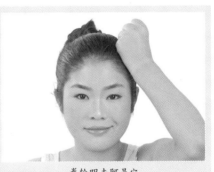

拳轮叩击阿是穴

①坐姿，缓缓摇颈，每个角度都拉伸到极限，正反各10圈。

②手成空心拳，视位置姿势选择应用拳轮或拇指关节叩击阿是穴，力道先轻后重，以微胀酸痛为度。叩击次数越多越好，一般来说疼痛会随着叩击次数的增加而减轻。这是气血暂时通畅的表现。

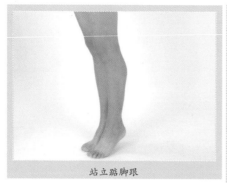

站立踮脚跟

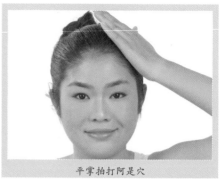

平掌拍打阿是穴

③放松片刻，站立，头正身直，踮脚跟，感受头部随着全身一起震颤的状态。

④取坐位，深吸气，用平掌拍打阿是穴，力度适中，次数越多越好。同时想象瘀血被拍打松懈，经气变得像江河一样畅通，时间不限，直到微微出汗为止。

！ 注意事项

　　这种因虚因久病造成的瘀血难以在短时间内去除，要有毅力才行，不能着急，越是着急可能会起反作用。

　　细络内的瘀血要想去除，一定要先将全身气血变得充实，气血流通有力才行，这是基础。

强身健体

强身健体是一个非常宽泛的说法，要求人体各脏腑、肢体关节、皮肉筋骨、气血津精都充盛、平稳、舒畅、协调、有序。

现告诉大家一套省事的方法，总结成歌诀如下。

百会拍打振精神，中府理气大包振。

脐周常拍通腑气，丹田小腹和命门。

带脉环跳腹股沟，常把三里后背震。

章门京门多叩击，最后涌泉撑全身。

这些大穴或部位可以益气理气、养血和血、滋阴生津、补肾固精、舒筋通络、强壮脏腑，是非常重要的穴位，效果也非常明显。

（1）经穴介绍

中府穴位于胸前外上方平第 1 肋间隙，前正中线旁开 6 寸。

环跳穴位于股外侧部，侧卧屈股，股骨大转子最凸点与骶管裂孔连线的外三分之一与中三分之一交点处。

章门位于侧腹部，第 11 肋游离端的下方。

京门穴位于侧腰部，章门穴后 1.8 寸，第 12 肋骨游离端的下方。

大包穴位于腋窝下 6 寸（乳头平行处）。

带脉循行起于季肋，斜向下行到带脉穴，绕身一周，并于带脉穴处再向前下方沿髋骨上缘斜行到少腹。

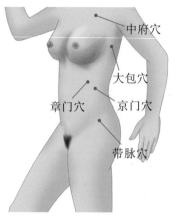
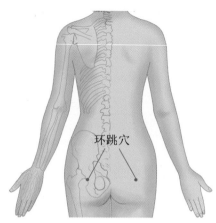

中府穴

大包穴

章门穴　京门穴

带脉穴

环跳穴

（2）具体操作方法

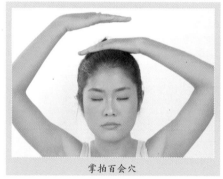

掌拍百会穴

①取坐姿，头挺直，双手成平掌，左右交替拍打百会穴，震荡感要强，力度适中，一共50次。

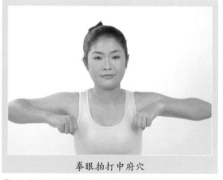

拳眼拍打中府穴

②左右手成空心拳，用拳眼拍打中府穴，左右交替进行。力量可以适当大一些，以疼痛可以耐受为度，左右各50下。

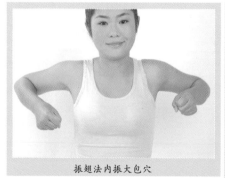

振翅法内振大包穴

③双臂弯曲，内振大包穴，以胸肋部微感胀痛为度，呼吸要平稳，精神要集中，速度要慢，共50下。

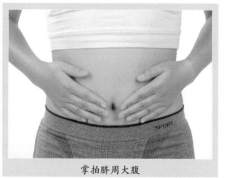

掌拍脐周大腹

④仰卧，双手成平掌，交替拍打脐周大腹，震颤感要强烈，拍打200次。有时会有矢气。

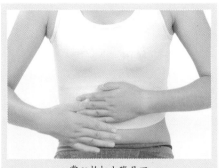

掌心拍打小腹丹田

⑤休息片刻，双手成平掌，用掌心交替拍打小腹丹田，力度适中，一共 50 下。

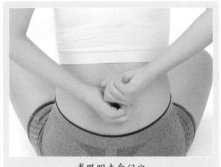

拳眼叩击命门穴

⑥双手后置，成空心拳，用拳眼用力叩击命门穴，次数不限，直到腰部发热。

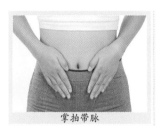

掌拍带脉

⑦双手成平掌，循腰间带脉的走行方向进行叩击，顺序从脐周到两侧。力度稍重，时间次数不限，以感觉腰腹部气血畅通为度。

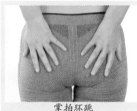

掌拍环跳

⑧仰卧，双手成平掌，拍击环跳穴，力量大一些，一共 100 次。

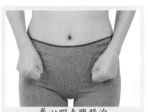

拳心叩击腹股沟

⑨双手成空心拳，用拳心叩击腹股沟，力量要轻，速度要快，时间次数不限，直到局部微微酸胀疼痛。

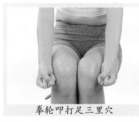

拳轮叩打足三里穴

⑩坐起，双腿下垂，双手成空心拳，俯身用拳轮叩打两侧足三里穴，力量要大，疼痛感明显，小腿也会连带着发酸发胀。共 100 次。

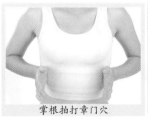

掌根拍打章门穴

⑪身体稍侧，用同侧掌根轻轻拍打胁肋区的章门穴、京门穴，力量适中，次数不限，以局部酸胀为度。

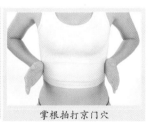

掌根拍打京门穴

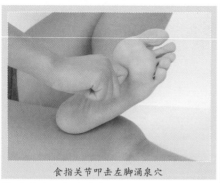

食指关节叩击左脚涌泉穴

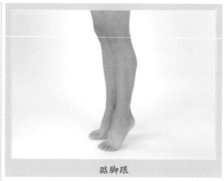

踮脚跟

⑫取坐姿,左脚放在右腿上,右手握空拳,食指关节凸出,用食指关节叩击左脚涌泉穴。力度先轻后重,时间次数不限,直到局部明显酸胀。

⑬站立,踮脚跟10次,全身震颤放松,呼吸回复自然。

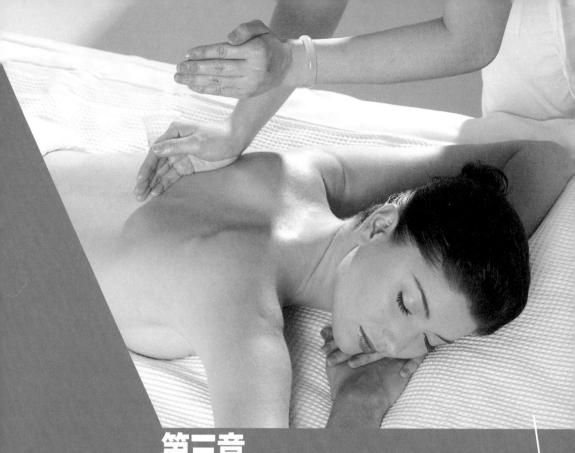

第三章
拍打调理体质，延年又益寿

中医很重视体质，每个人都有自己独特的体质，基本上是先天定型，也有后天变化而成的。

体质最大的特点就是比较稳定，在没有外界因素影响的情况下，一般来说长时间不变。

某种特定的体质总是倾向于导致某一类疾病，所以知道了自己的体质就可以大致预测以后会得哪一类疾病，便可以增加忧患意识，提前预防。

本章向大家介绍如何识别自己的体质类型，以及如何通过拍打疗法调整。

需要说明的是，人的体质是不容易改变的，基本没有阴阳五行绝对调和平衡的人，拍打疗法的目的只是尽量防止重大疾病的发生，起到未雨绸缪的作用。

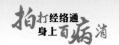

气虚体质

"气"广义上包括了物质、能量、功能、精神、形式等多种内涵。从狭义角度来看，气主要是指行使各种生理功能的能量动力。气的概念偏于无形，且难以量化，但可以宏观分析，当人的生理功能出现不应有的弱化时，一般来说，就说明存在气虚。

人体五脏六腑，躯干四肢皆有气，各有各的生理功能表现，也就存在着不同类型的气虚。

中医认为，气虚可分为肺气虚、胃气虚、脾气虚、肾气虚、心气虚。其中，脾气虚和胃气虚合称为中气虚。本节主要介绍中气虚和肺气虚的拍打方法。

1. 中气虚

中气一般来说泛指脾胃之气。脾胃皆属土，可以由中央灌溉四方，也可以上下周旋，协调三焦气机。因为脾胃居于中焦，所以其气就叫中气。

脾为脏属阴，胃为腑属阳，胃主受纳腐熟水谷，脾主运化水谷精微和水湿，胃主降浊，脾主升清，两者互为表里。脾胃主司消化，对于调节气机有重要作用。

中气虚时主要以消化功能低下为主，常表现为食欲缺乏、胃胀腹胀等。此外，中气虚时最常见的症状是乏力。

脾主肉，又为全身提供水谷精微，所以中气虚时，如果中气虚时间较久，可以有消瘦。

脾所运化的水谷精微也分为两部分，比较精专的行于脉内为营气，也叫荣气，比较滑利的行于脉外为卫气。

营气富含营养，是血液的主要成分。卫气可以行于体内体表，在体表时护卫肌表，防止外邪侵袭，还可以调节出汗。

中气虚时可有血虚而导致面色无华，以及恶风、多汗、皮肤潮湿、易感冒等症状。

脾主升清，运化水湿，所以中气虚时脾不能升清，会出现头晕、头脑不清、耳目不聪、精神不振、胃部坠胀、子宫下垂、肛门脱出、痰多易咳，尤其是水湿趋于大肠而导致的大便稀溏。

胃主降浊，中气虚时可能会出现恶心，严重时会呕吐。

说话的声音也和中气有关，老百姓平时常会说"你说话时中气不足"，就是这个意思。中气虚时会有语音低微、后力不足的表现。

很多人天生说话声音就大，这类人群中气不足时，每句话末尾的气息就会显得不足，声音会降下来，所以分析尾音也可以作为判断中气是否充足的标准之一。

脾其华在唇，所以中气虚时口唇无华，有失红润，同时面色发黄。

脾还有统血的功能，所谓统血就是统摄血液在血管里而不逸出脉外。

中气虚的时候有可能出现慢性出血，如大便发黑、牙龈出血等。

上述就是中气虚时比较常见的症状，其中最常见最典型的是乏力、食欲缺乏、腹坠胀、便溏。

那么中气虚时该如何拍打呢？

经穴及部位

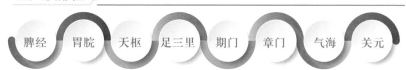

脾经　胃脘　天枢　足三里　期门　章门　气海　关元

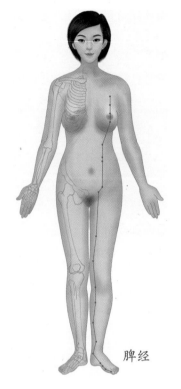
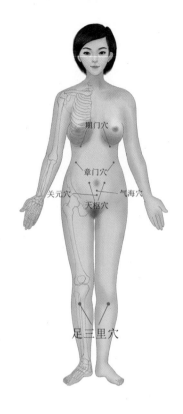

期门穴
章门穴
关元穴　气海穴
天枢穴

足三里穴

脾经

具体操作方法

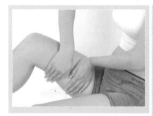
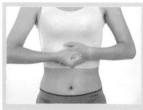
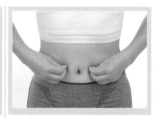

①取坐姿，参考前述方法拍打脾经。

②左手成平掌，掌心按在胃脘区，右手成空心拳，用拳轮轻轻叩打左手背，力道渐渐加重，共50次。

③找到天枢穴，在肚脐旁2寸处。双手五指聚拢成尖，同时用双手五指尖叩击两侧天枢穴，力量要渗透到皮下，速度不用太快，共50次。

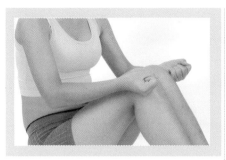

④取坐位，双手握拳，俯身捶打足三里穴，以疼痛稍重为度，共 50 次。

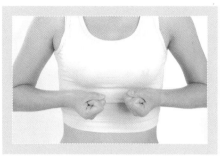

⑤双手握拳，用拳轮轻轻叩打期门穴，力量要适中，以胸部发胀微觉疼痛为度。一共 50 次。

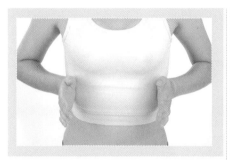

⑥用双手掌根轻轻叩打章门穴，力量要适中，以胸部发胀微觉疼痛为度。一共 50 次。

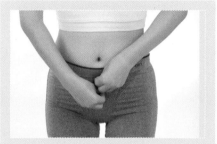

⑦仰卧，双手五指聚拢成尖，用五指尖叩击气海穴和关元穴，每穴 100 次。

气海穴在脐下 1.5 寸，关元穴在脐下 3 寸。刺激这两个穴位可以收湿止便溏，使大便成形。

在整个拍打过程中要细心体会身体产生的变化，如果产生了轻度的饥饿感，口中产生津液，出现肠鸣声，说明拍打产生了效果。

2. 肺气虚

肺主一身之气，主皮毛，开窍于鼻，司呼吸，主治节，其气宣发肃降，为水之上源，可以通调水道，与小便有一定关系。

肺所吸清气和脾升清送来的水谷精微结合生成了宗气，宗气主司发声和呼吸。

肺又与大肠相表里，与排便也有一定关系。

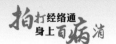

肺气虚时常会出现乏力、短气、喘促、胸闷、鼻塞、声音低弱、嘶哑、恶风、易感冒、小便不利、便秘等。

经穴及部位

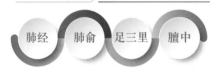

（1）经穴介绍

肺俞在后背膀胱经上，第 3 胸椎棘突下再旁开 1.5 寸，左右各一。

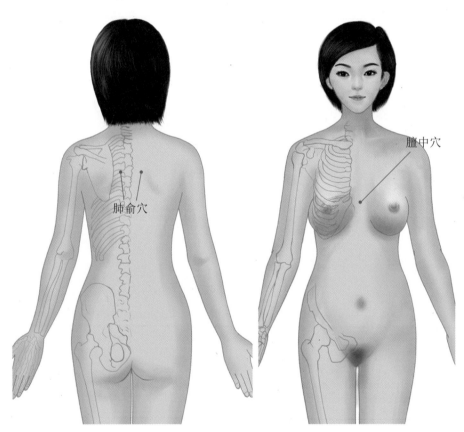

膻中穴在胸部正中，两乳头连线的中点上。

（2）具体操作方法

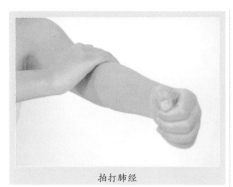

拍打肺经

①用右手拍打左臂前缘肺经，力度适中，次数不限，以手臂酸胀为度。换另一侧用同样方法操作。

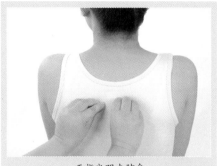

五指尖叩击肺俞

②俯卧或坐姿，让家人帮忙，五指聚拢成尖，用五指尖叩击肺俞，用力不要太大，以微感酸胀为度，共 100 次。

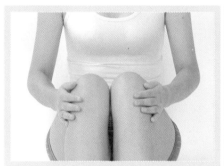

拍打足三里穴

③坐位，俯身拍打足三里穴，以疼痛稍重为度，共 30 次。要反复操作三组，中间可休息片刻。

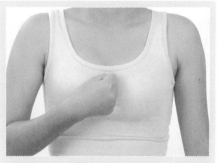

拳心叩击膻中穴

④右手握空心拳，用拳心叩击胸口膻中穴。力量要逐渐加重，以疼痛可以耐受为度，可以将胸口叩出"空空"声以增强震荡感。

阳虚体质

中医所说的阳是一个非常宽泛的概念，阳主要是指机体的阳热功能。

一般来说，阳气是建立在气的基础上的，只有气充分，阳气才能充足。我们可以将阳气理解为气的某种热状态属性，所以阳虚时一般伴有气虚。

阳虚可以分为心阳虚、胃阳虚、脾阳虚、肾阳虚、肝阳虚和肺阳虚。本节主要介绍心阳虚、脾胃阳虚和肾阳虚的拍打方法。

1. 心阳虚

心主血脉，藏神，纯粹的心阳虚会导致心失温煦，出现寒象，神志也会出现功能低下。

一般表现为心悸、手足不温、失眠、健忘、月经量少等症状。严重的时候则会出现心胸疼痛、恶寒、手足逆冷、痛经、关节疼痛等。

当然，像心悸、健忘、失眠等症状在心气虚、心血虚时也会出现，要以寒性症状作为判断心阳虚的标准。

需要说明的是，心的虚证往往是气、血、阳同时亏虚，只是不同的人偏向不同罢了，很少有单纯的心阳虚。

经穴及部位

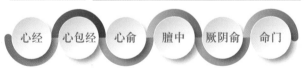

心经　心包经　心俞　膻中　厥阴俞　命门

心俞是心经俞穴，与心的气血密切相关，在后背膀胱经上，第5胸椎棘突下，旁开1.5寸即是，左右各一。

厥阴俞是心包经俞穴，也与心的气血关系密切，在心俞的正上方。

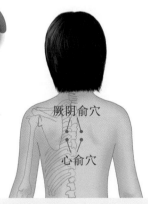

厥阴俞穴

心俞穴

具体操作方法

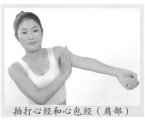 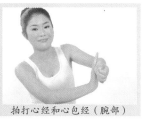

拍打心经和心包经（肩部）　　拍打心经和心包经（肘部）　　拍打心经和心包经（腕部）

①取坐姿，伸出左臂，用右手拍打手臂内侧，这是心经和心包经的循行路线。力道适中。由肩部拍向手，每个部位时间次数不限，感到手臂酸胀时再向下移动。如此反复10次。换另一侧用同样方法操作。

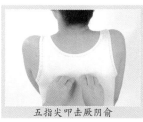 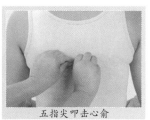

五指尖叩击厥阴俞　　　　　五指尖叩击心俞

②俯卧，让家人帮忙找到心俞和厥阴俞。五指聚拢成尖，用五指尖分别叩击这两个穴位，力度以感到酸胀为度。各100次。

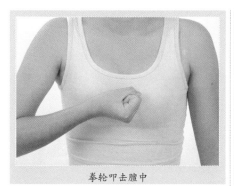 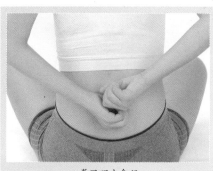

拳轮叩击膻中　　　　　　　　　　拳眼叩击命门

③回复坐位，右手成空心拳，用拳轮叩击胸口膻中穴。力量要逐渐加重，共50次。

备注：膻中穴是心包经的募穴，是心包经气血在胸前集中的部位，刺激膻中穴可以增益心阳。

④双手反背，成空心拳，用拳眼叩击命门穴，力道渐增，时间次数不限，直到腰部发热。

备注：肾阳支撑一身的阳气，心阳本就是由肾阳所温煦的，所以振奋命门肾阳有助于缓解心阳虚的症状。

2. 胃阳虚和脾阳虚

脾胃皆属土，土爱暖而喜芳香，说明脾胃喜欢温暖。

现代人贪凉饮冷，喜欢在天热的时候喝冷饮，图一时痛快，却损伤

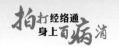

了胃阳。很多人认为自己上火，就吃了很多寒凉的药物，结果损伤胃阳。这些都是不可取的处理方法。

胃阳虚的时候主要出现饮食寒凉之物会造成胃痛。

脾阳虚的时候则主要表现为大便稀溏，受寒腹痛。

胃脘区是胃腑在体表的分野，大腹是脾脏在体表的分野，所谓分野通俗地说就是管辖的地盘，所以脾胃阳虚时胃脘区和大腹会喜温喜按，即热敷或按揉会舒服一些，这是判断阳虚的一种标准。

当出现上述症状时，大致就可以判断是脾胃阳虚了。

经穴及部位

脾经　胃脘　天枢　足三里　中脘　胃俞　脾俞　命门　丹田

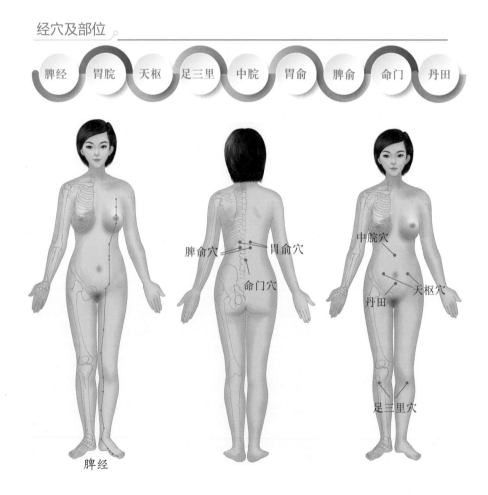

脾俞穴　　胃俞穴

命门穴

中脘穴

天枢穴

丹田

足三里穴

脾经

中脘穴在任脉上，非常好找，就在剑突和肚脐的正中间。中脘是胃的募穴，与胃气关系密切。

胃俞在后背第 12 胸椎棘突下，旁开 1.5 寸，左右各一。

脾俞在胃俞的正上方。

上述穴位与内在脏腑对应性很强，刺激这些穴位可起到明显的效果，事半功倍。

具体操作方法

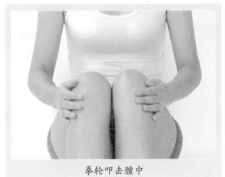

拳轮叩击膻中

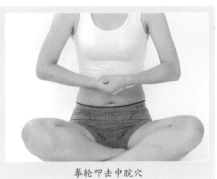

拳轮叩击中脘穴

①坐位，俯身拍打两侧足三里穴，次数不限，直到出现明显酸胀。

②双手成空心拳，用拳轮叩击中脘穴。力度适中，共 50 次。

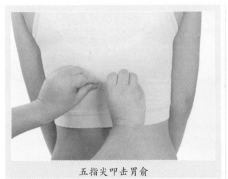

五指尖叩击胃俞

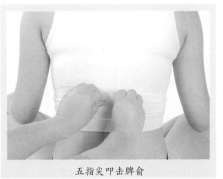

五指尖叩击脾俞

③俯卧，让家人帮忙找到胃俞和脾俞，五指聚拢成尖，用五指尖分别叩击这两个穴位，力度适中，各 100 次。

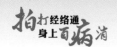
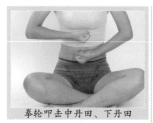

拳轮叩击中丹田、下丹田

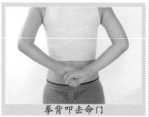

拳背叩击命门

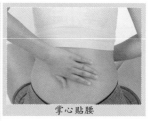

掌心贴腰

④双手成空心拳，左右交替用拳轮叩击中丹田、下丹田，以疼痛可以耐受为度，共 100 次。效果好时丹田会明显发热。

⑤坐姿，双手反背，成空心拳，用拳背叩击命门穴，以疼痛可以耐受为度，次数不限，直到腰间发热。

⑥用掌心贴住腰际，直到热度慢慢散去。

3. 肾阳虚

肾虽然属水，但肾中藏有真阴真阳二气，水火同炉，阴阳互抱统一，互为根本。

肾阳为一身阳气之根本，通过三焦散达诸脏腑，尤其对于脾阳和心阳都有辅助支撑的作用。肾阳虚到一定程度时就会同时出现心脾阳虚。

肾位于下焦，为五脏之下极，主司泌尿、生殖、大小便，腰脐以下的身体部位也由肾主管。

肾阳虚时，主要有尿频、尿闭、恶寒、手足逆冷、大便稀溏甚至腹泻、不孕不育、性冷淡、阳痿早泄、腰膝酸软、痛经症状。

阳虚严重时，双手稍遇冷就打冷战、腹泻、腹痛、尿急。

经穴及部位

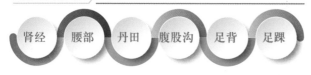

肾经　腰部　丹田　腹股沟　足背　足踝

肾经起自足底涌泉穴，沿腿内侧后缘向上过盆腔深处，从任脉旁开半寸处向上直达胸前俞府穴。

在胸部膻中穴为中丹田，又称"绛宫"；下丹田在脐下三寸处。

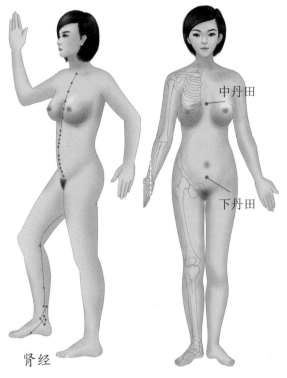

中丹田

下丹田

肾经

具体操作方法

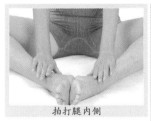

拍打腿内侧

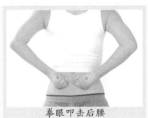

拳眼叩击后腰

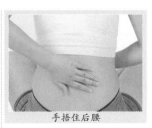

手捂住后腰

①坐位，盘腿，拍打腿内侧，从下拍向上，每个部位时间次数不限，感到发热再向上移动。另一侧用同样方法操作。

②双手反背，成空心拳，用拳眼叩击后腰，时间次数不限，直到腰间发热。

③用手捂住后腰，直到热量慢慢散去。

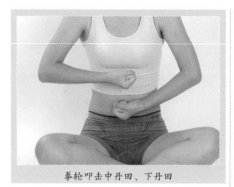

拳轮叩击中丹田、下丹田

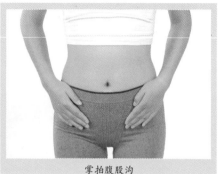

掌拍腹股沟

④仰卧,双手成空心拳,用拳轮叩击中丹田、下丹田,时间次数不限,直到小腹发热。

⑤休息片刻,双手成平掌,轻轻拍打腹股沟,力量渐渐加重。时间次数不限,直到皮肤发热。再用双手按住腹股沟,直到热量散去。

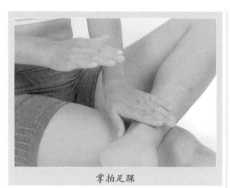

掌拍足踝

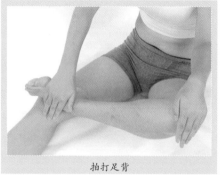

拍打足背

⑥将左脚置于右腿上,双手用力拍打左足踝,力道要轻,频率要高。时间次数不限,直到足踝发热,有时会感觉有凉气从脚部外散。本操作可反复多次,只要不伤到皮肤即可。一侧做完换另一侧。

⑦休息片刻,用手捂住足背,感觉开始发热便轻轻拍击足背,时间次数不限,以皮肤发热为度。再捂住足背,直到热量散去换另一侧用同样方法操作。

寒湿之邪常从下受,意思就是说从脚底下偷偷侵袭,沿着双腿向上冲越,最后攻入腹腔,伤及脏腑。

所以足踝、足底、足背这几个区域非常重要,常搓擦拍打这几个部位,寒气就难以入侵。

阴虚体质

人体有阴阳二气，互相制约平衡，有些人天生就阴气不足，从而出现阴虚火旺或是阴亏干燥的表现，即一火一燥。

阴也是一个非常宽泛的概念，人体里偏于沉静、收敛、滋润的无形生理功能都可以归为阴气的范畴，而有形的阴液，诸如血、津、液、精，自然归属于阴气。

阴虚体质的患者，常会出现两大类症状，一是阴不制阳的虚火，出现盗汗、面红、心悸、五心烦热等症状；二是有形阴液亏乏，出现口渴、皮肤干燥、眼目干涩、口干舌燥等症状。

阴虚可分为肝阴虚、肾阴虚、肺阴虚、胃阴虚和心阴虚。

1. 肝阴虚

中医认为"肝体阴而用阳"，意思是说肝以肝阴肝血为本体，以肝阳肝气为应用。其实这是五脏共通的模式，其他脏也是体阴而用阳，只不过肝脏这方面体现得更明显、更突出而已。

肝的阴阳之间，对立关系体现得非常明显，肝阴制肝阳，如果肝阴充足，则肝阳柔和，正常条达。若肝阴不足，则肝阳失制，表现出肝阳上亢，甚至阳盛化火，肝火上冲。

肝阴虚时，若仅表现为肝阳上亢，症状并不是很复杂，一般表现为头眩晕、耳鸣如潮、面红目赤、咽喉肿痛、头重脚轻、口干渴、胁肋疼痛等。

若是以肝火为主，症状就会复杂得多。

一是因为肝为五脏六腑之贼，意思是肝的病变可以侵犯各脏腑。

肝主疏泄，可以调节全身气机，所以当肝出现病变时，其影响范围自然也非常广泛。

二是因为肝阳失制时火热的属性还不太明显，基本上循肝经路径上冲头脑，很少走别的路径。

而以肝火为主时情况就不同了，因为火性走窜，常寻隙而入，不但可以循肝经上冲，还可以走其他路径。

肝火犯肺会出现剧烈咳嗽、胸口疼痛，有时有黄痰。

肝火犯胃会出现胃痛、口臭、口腔溃疡、口渴、牙痛、消谷善饥等症状。消谷善饥就是容易饥饿的意思，是因为火气胜消食有力。

肝火冲心会出现心悸、烦躁、失眠、焦虑、易怒、目赤、尿赤等症状。

肝经本身的症状和肝阳上亢差不多，以火热症状为主，虽然火性上炎，但是肝火还可以循经下传。

肝火下传主要表现为外阴区症状，一般会因为火热腐败血肉而出现痈疮。

从而可见，肝火的症状多且杂，必须抓住核心症状，诸如急躁易怒、头晕目眩、胁肋疼痛等，这些症状都与肝的生理功能以及肝经循行路线密切相关。

肝阴虚的火性症状往往和肝火盛的实证相类似，很多时候难以区别，主要是脉象上有差别。肝阴虚时脉细比较明显，常是脉弦细数，而肝火盛中早期脉都不细，主要是弦滑有力。

脉象不易把握，但好在拍打疗法是双向调节的，即使辨证不严，也不容易出现问题。

肝阴和肾阴是同源的，中医称为"乙癸同源"，肝肾两脏的阴液是互滋的，所以取肾经穴位滋阴可以起到补肝阴的作用。

经穴及部位

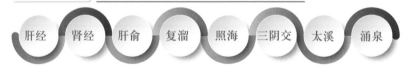

肝经起自蹈趾根部的大敦穴，经足背部、腿内侧、腹部，一直到乳房下两寸的期门穴。

肾经起自足底涌泉穴，沿腿内侧后缘向上过盆腔深处，从任脉旁开半寸处向上直达胸前俞府穴。

肝俞穴位于背部脊椎旁，第9胸椎棘突下，左右两指宽处。

三阴交穴位于小腿内侧，内踝高点上 3 寸胫骨内后缘。

复溜穴在小腿内侧，太溪直上 2 寸，跟腱的前方。

照海穴在足内侧，内踝尖下方凹陷处。

太溪穴位于足内侧，内踝后方与脚跟骨筋腱之间的凹陷处。

涌泉穴位于足底足前部凹陷第 2、第 3 趾趾缝纹头端与足跟连线的前三分之一处。

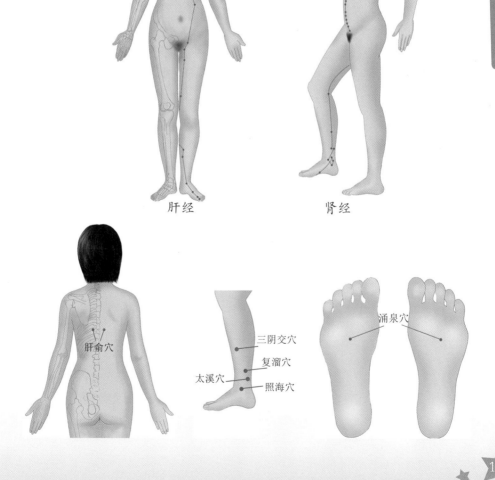

肝经　　　　　　　　肾经

肝俞穴

三阴交穴
复溜穴
太溪穴
照海穴

涌泉穴

具体操作方法

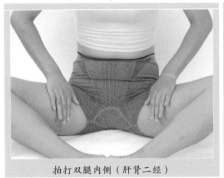
拍打双腿内侧（肝肾二经）

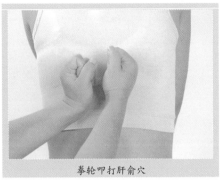
拳轮叩打肝俞穴

①坐位，双腿分开，俯身拍打双腿内侧（肝肾二经的循行部位），由上至下。手法要轻柔，速度要快。每个部位时间次数越长越好，直到腿部明显酸胀。可反复多次。

②俯卧，让家人帮忙找到肝俞穴，成空心拳，用拳轮轻轻叩打穴位，速度要快，时间越长越好。

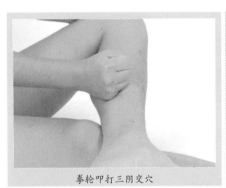
拳轮叩打三阴交穴

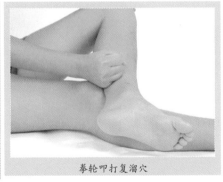
拳轮叩打复溜穴

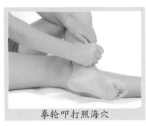
拳轮叩打照海穴

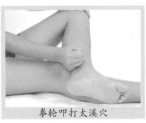
拳轮叩打太溪穴

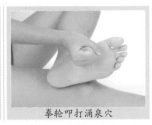
拳轮叩打涌泉穴

③回复坐位，休息片刻。分别找到复溜、照海、三阴交、太溪、涌泉等穴位。成空心拳，用拳轮叩打诸穴，时间越长越好，直到穴位明显酸胀。有时可口中生津，不要吐掉，要将津液分三口咽下。

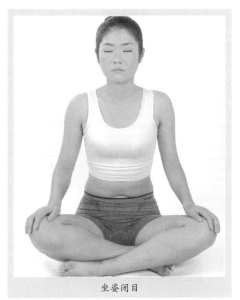
坐姿闭目

④闭目轻轻呼吸，想象小腹有一团蓝色清凉的阴液，如同一池清水，上半身的亢阳或火热被这池清水所吸引，渐渐融入水里，最终阴阳平衡。

2. 肾阴虚

肾中藏有真阴真阳，但肾阴虚时往往伴有肾阳虚，只是表现得不明显。肾阴虚病位在肾，常涉及肺、心、肝等脏。

肾阴虚一般表现为虚热盗汗、五心烦热、尿黄赤、腰膝酸软、失眠多梦，严重的时候可出现骨蒸潮热，这些症状一般在夜间较重。

五心烦热是指双手心、双脚心发热并自觉心胸烦热。

骨蒸潮热是指阴虚潮热的热气自里透发而出；按时发热或按时热势加重，如潮汐般。

肾阴虚可致肝阴不足，肝阴损耗也可伤及肾阴，胡肾阴虚的表现虽然和肝阴虚不完全相同，但拍打疗法的内容是完全相同的。

3. 肺阴虚

肺阴虚是指肺的津液消耗，使肺失去了濡养而出现阴津不足，不能很好地发挥将水液布散全身的职能，从而导致虚热内生。如津液不能向

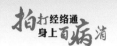

上散布于口、咽、鼻、舌等器官，使咽喉失去阴津濡润，出现声音嘶哑，口鼻唇舌得不到阴液滋养而干燥，出现干咳、舌红少津、口咽干燥等症状；不能濡养肌肉，导致身体消瘦；不能制阳，致使虚热内生而出现五心烦热；虚火上炎导致颧红；虚 扰阴营导致盗汗等。

由于心阴亏损会使心火上炎，热盛灼津，导致肺之津液不足；肾阴不足则不能上承于肺，使肺失去滋润而致阴虚。因此，在调理肺阴虚时，注意要同时调理心阴和肾阴。

经穴及部位

肺经　心经　心包经　膻中穴　肺俞穴　后背

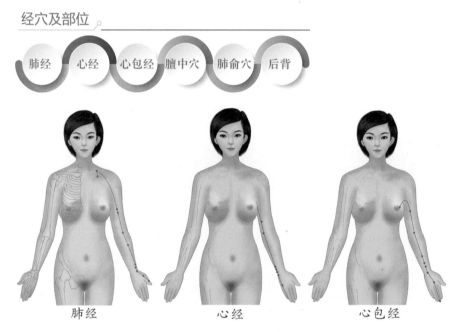

肺经　　　　　　　心经　　　　　　心包经

手太阴肺经起于胃口，下络大肠，转折而上行，出胸部中府穴，绕肩折向手臂，沿手臂内侧前缘朝向手，最后止于拇指外侧少商穴。

手少阴心经起于腋下极泉穴，沿手臂内侧后缘走行，最后止于小指内侧少冲穴。

手厥阴心包经起于乳头外 1 寸的天池穴，绕经肩部折向手臂，沿手臂中线走行，最后止于中指指尖中冲穴。

膻中穴在胸部正中，两乳头连线的中点上。

肺俞在膀胱经上，第 3 胸椎棘突下再旁开 1.5 寸，左右各一。

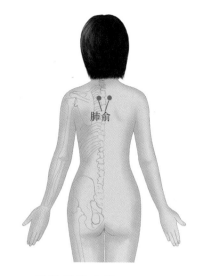

肺俞

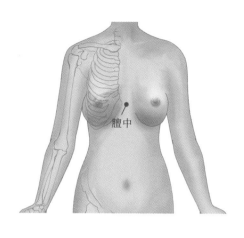

膻中

具体操作方法

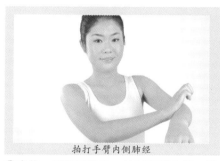

拍打手臂内侧肺经

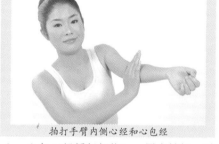

拍打手臂内侧心经和心包经

①坐位，甩手臂数次，拍打手臂内侧（肺、心、心包三经循行部位）。用力拍打，时间次数不限，肢体酸胀时再向前移动。

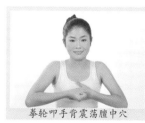

拳轮叩手背震荡膻中穴

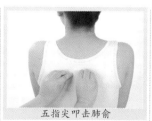

五指尖叩击肺俞

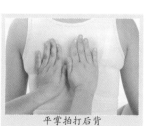

平掌拍打后背

②左手掌按在胸口膻中穴上，右手成空心拳，用拳轮叩左手背。力量要逐渐加重，共100次。

③俯卧或坐姿，让家人帮忙找到肺俞，五指聚拢成尖，用指尖叩击两侧肺俞各100次，力量要深入皮下。

④让家人用平掌拍打后背，时间次数都不限，直到将后背拍打出痧疹来。

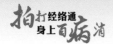

4.胃阴虚

胃阴虚多由胃火炽盛，脾胃湿热，或热盛伤津，损耗胃阴，导致胃的阴液不足。胃阴虚可出现胃脘隐痛、饥不欲食、口燥咽干、大便干结，或脘痞不舒，或干呕见逆，舌红少津，脉细数。

经穴及部位

胃经　胃俞　头维　缺盆　天枢　腮颧　后背

足阳明胃经始于鼻，出目下，下行至口唇，一条分支在下颌处分出来反折向上至关顶两侧发际的头维穴，这两条线都大致纵行。

头维穴在两侧额角上，距离前正中线 4.5 寸。

缺盆穴在锁骨上窝中央，距前正中线 4 寸。

天枢穴位于肚脐旁两寸处。

胃俞穴在第 12 胸椎棘突下，再旁开 1.5 寸，左右各一。

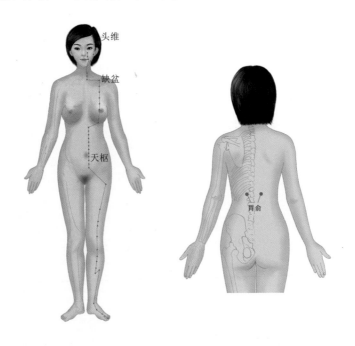

具体操作方法

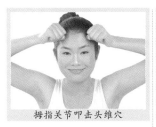
拇指关节叩击头维穴

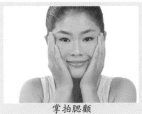
掌拍腮颥

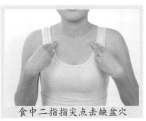
食中二指指尖点击缺盆穴

①站立，双手握拳，用拇指关节叩击两侧头维穴各100次。

②双手掌拍打腮颥部位，力道由轻至重，各100次。

③双手食指、中指并拢微弯，用两指指尖点击缺盆穴，适当用力，以局部微酸为度，各100次。

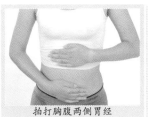
拍打胸腹两侧胃经

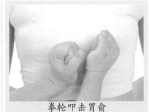
拳轮叩击胃俞

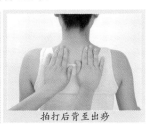
拍打后背至出痧

④双手拍打胸腹两侧胃经循行部位，力度稍重，每个部位拍打到疼痛难忍再向下移动。女性注意避开乳房。

⑤俯卧或坐姿，让家人帮忙找到胃俞。成空拳，用拳轮叩击胃俞，力量要大，以疼痛可以耐受为度，两侧各100次。

⑥让家人拍打后背，位置、时间、次数不限，直到将后背拍打出痧疹来。

再配合意念法辅助治疗，意念法要点总结歌诀如下。

晨饮数杯水清凉，双手震荡天枢旁。

意念污秽与热结，送舟趋下归大肠。

①早上起来喝几杯凉开水，最好加些蜂蜜，但不能太凉，然后拍打震荡大肠，刺激天枢等穴位。

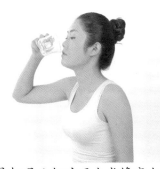
晨起喝几杯凉开水或蜂蜜水

②一边拍打一边闭目想象体内的糟粕污秽之物渐渐凝聚，且将火热都吸引过去，结成一团。将这一团热秽之物当成是船，在体内河水的推送之下奔向大肠，等待排出。

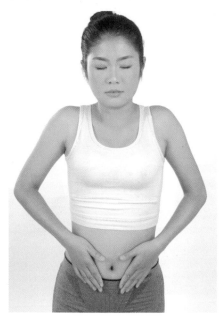

拍打震荡天枢穴

注意，意念法一开始可能没有明显的效果，如果能坚持，一般一个月左右就会起效。

5. 心阴虚

心阴虚时以火性症状为主，诸如心悸、舌尖发红、舌尖生刺疼痛、口干渴、两内眦起血丝、失眠、多梦、心烦、手足心热等。

心与小肠相表里，中医认为小肠和小便相关，心火移于小肠，可以导致小便黄赤甚至涩痛。

需要注意的是，心火盛的实证也会有这些症状，两者之间该如何鉴别呢？

一是看火性症状的持续性，实证比较持续，而虚证有间歇性。

二是看脉，心阴虚时左手寸脉是细的，心火盛的实证则是滑实有力的。

三是阴虚时夜间症状比较重。

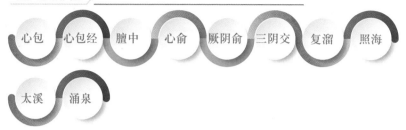

心包　心包经　膻中　心俞　厥阴俞　三阴交　复溜　照海

太溪　涌泉

心经始于腋下，止于小指指尖，贯穿上臂内侧。

从乳头外侧 1 寸的天池穴开始，到中指指尖末端，为心包经。

膻中穴在前正中线上，两乳头连线的中点。

心俞穴位于背部，第五胸椎棘突下，旁开 1.5 寸。

厥阴俞穴在第四胸椎棘突下旁开 1.5 寸处。

三阴交位于小腿内侧，内踝高点上 3 寸胫骨内后缘。

复溜穴在小腿内侧，太溪直上 2 寸，跟腱的前方。

照海穴在足内侧，内踝尖下方凹陷处。

太溪穴位于足内侧，内踝后方与脚跟骨筋腱之间的凹陷处。

涌泉穴在足底足前部凹陷第 2、第 3 趾趾缝纹头端与足跟连线的前三分之一处。

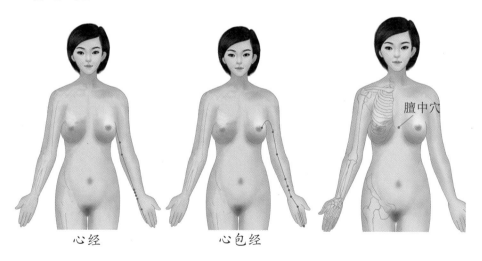

膻中穴

心经　　　　心包经

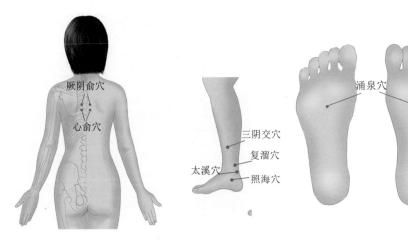

具体操作方法

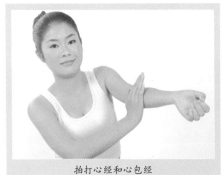

拍打心经和心包经

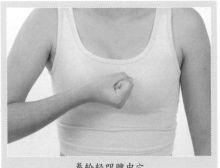

拳轮轻叩膻中穴

①取坐姿，伸出左臂，用右手拍打手臂内侧，这是心经和心包经循行的路线。由肩拍向手，每个部位拍打的时间次数不限，感到酸胀再向下移动。如此反复10次。另一侧用同样方法操作。

②右手成空心拳，用拳轮轻叩胸口膻中穴。力量要逐渐加重，以感到轻微疼痛为度，时间次数不限，直到呼吸较前明显顺畅。

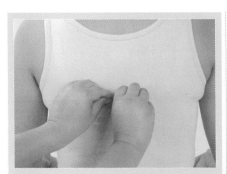

五指尖叩打心俞穴

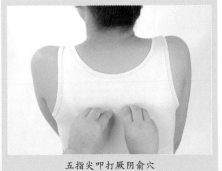

五指尖叩打厥阴俞穴

③俯卧或坐姿，让家人帮忙找到心俞穴和厥阴俞穴，五指聚拢成尖，用五指尖分别叩打这两个穴位，力度适中，各100次。

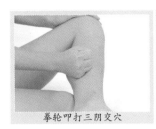
拳轮叩打三阴交穴

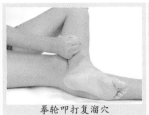
拳轮叩打复溜穴

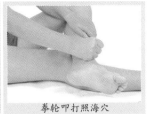
拳轮叩打照海穴

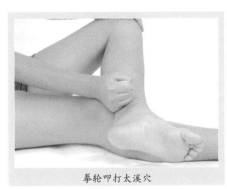
拳轮叩打太溪穴

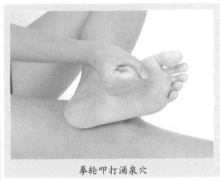
拳轮叩打涌泉穴

④坐位，分别找到三阴交、复溜、照海、太溪、涌泉等穴位。手成空心拳，用拳轮分别叩打这些穴位，渐渐加力，时间次数不限，直到穴位酸胀。叩打时想象皮下生出蓝色水液，穴位下的水液渐渐汇成水流，在小腿上下流动。

血虚体质

女子以血为先，女子又有月经，所以血虚体质在女性中较为常见。

在五脏中，和血关系最为密切的是心和肝，因为心主血脉而肝藏血，血能养心肝之神魂。

血主滋养周身，五脏六腑、四肢百骸、五官清窍都离不开血的滋养。

此外，发为血之余，头发的性状也跟血密切相关。

血虚的主要症状是乏力、虚弱、失眠、健忘、情绪低落、指甲异常、头发枯黄、月经后期、量少色淡、面色无华、两目无神、舌淡脉弱、皮肤无泽等。

对于血虚的女性来说，养血是非常重要的，可以说有了充足优质的气血，就有了健康和美丽。

中医认为，脾主运化水谷精微，奉心化赤为血，血色赤，为阴中之阳，受肾阳温煦，所以血的化生主要与脾心肾相关。

经穴及部位

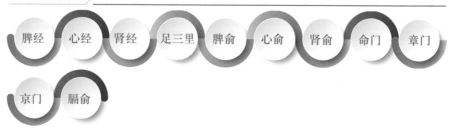

脾经从跗趾尺侧隐白穴开始，途径大都、太白、商丘、三阴交、地机、阳陵泉、血海到大包。

肾经起自足底涌泉穴，沿腿内侧后缘向上过盆腔深处，从任脉旁开半寸处向上直达胸前俞府穴。

心经始于腋下，止于小指指尖，贯穿上臂内侧。

足三里穴在膝下四指，胫骨外一横指的位置上。

脾俞穴位于背部，第11胸椎棘突下，旁开1.5寸。

心俞穴位于背部，第5胸椎棘突下，旁开1.5寸。

肾俞穴在腰部，和肚脐同一水平线的脊椎左右两侧两指宽处。

命门穴位于腰部，后正中线上，第2腰椎棘突下凹陷中。

章门穴位于侧腹部，第11肋游离端的下方。

京门穴位于侧腰部，第12肋骨游离端的下方。

膈俞穴位于背部，第7胸椎棘突下，左右旁开两指宽处。

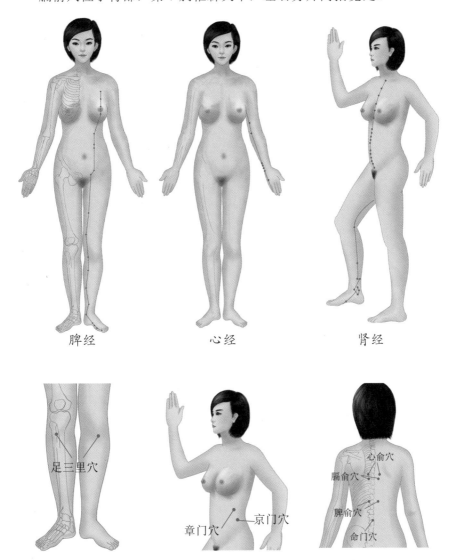

脾经　　　　　心经　　　　　肾经

足三里穴

章门穴　　京门穴

心俞穴
膈俞穴
脾俞穴
命门穴

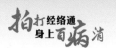
具体操作方法

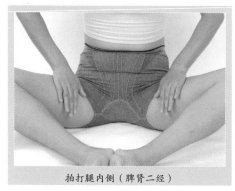

拍打腿内侧（脾肾二经）

①坐位，双腿分开，拍打腿内侧（脾肾二经的循行部位），手法经柔，速度要快。由上拍向下，每个部位拍打时间次数不限，感到肢体酸胀再向下移动。用同样方法拍打手臂内侧心经循行的部位。

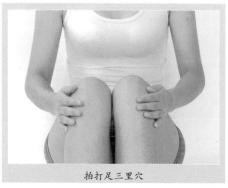

拍打足三里穴

②坐位，俯身拍打足三里穴，以疼痛稍重为度，共100次。

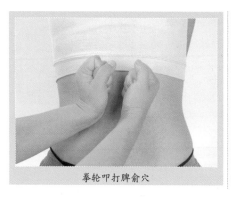

拳轮叩打脾俞穴

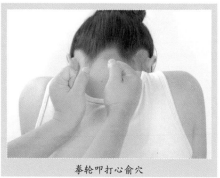

拳轮叩打心俞穴

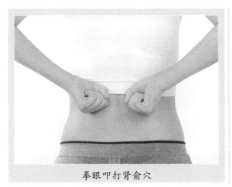

拳眼叩打肾俞穴

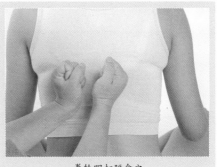

拳轮叩打膈俞穴

③俯卧或坐姿，暴露后背，让家人帮忙找到脾俞、心俞、肾俞、膈俞穴。手成空心拳，用拳轮轻轻叩打诸穴，时间越长越好，直到穴位明显酸胀。肾俞穴可以自己握空心拳反手用拳眼叩打。

其中，膈俞也叫"血会"，是治血病的要穴。

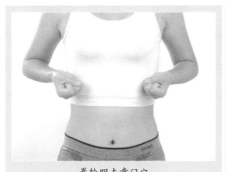

拳轮叩击章门穴

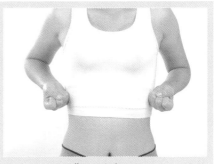

拳轮叩击京门穴

④站立，双手成空心拳，用拳轮轻轻叩击章门穴和京门穴，以局部微微发胀为度，共100次。

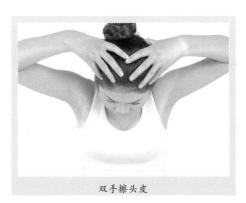

双手擦头皮

⑤双手用干洗头的方法擦面部和头皮，力度适中，反复多次，以皮肤发热为度。

备注：这个方法可以活跃面部血络，使容颜泛红有光泽。注意不能太用力，否则容易加重脱发。

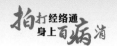

气郁体质

气贵动不贵静，若气滞不畅，直接产生疼痛的症状，因为不通则痛，所以宁可气少，不可气止。

如果存在气虚，就会缺少动力而出现气郁气滞。

气为血之帅，气如果流行不畅，也会影响血的运行，出现血滞，甚至瘀血，下节会重点介绍，此处从略。

气的概念非常宽泛，气郁体质的表现繁杂，但总的来说有三类症状，一是胀痛，二是情志抑郁，三是脏腑功能障碍。

1. 胀痛

中医里有两句话，一是"不荣则痛"，二是"不通则痛"。

不荣则痛是说组织缺少滋养，从而出现疼痛，这种情况不是特别多见。

人体的气沿经脉在体内体外流行，如同江河之水，川流不息，如果因为阻滞导致气行不畅，气血便会和阻力对冲相搏，搏击的程度越剧烈疼痛就越重。此即不通则痛的原因。

无论是在脏腑还是在肢体躯壳，气行不通都会造成疼痛，主要表现为胀痛。

经穴及部位

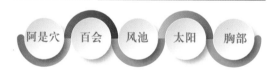

百会穴位于头顶正中心。

风池穴位于枕骨下方的两侧凹陷处。

太阳穴位于头部侧面，眉梢和外眼角中间向后一横指凹陷处。

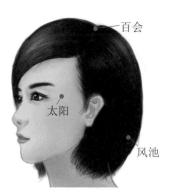

百会

太阳

风池

具体操作方法

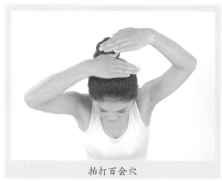

拍打百会穴

①双手交替拍打百会穴，力量由轻至重，震颤感要强，反复拍打50次。

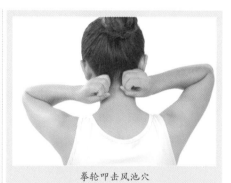

拳轮叩击风池穴

②双手成空心拳，用拳轮轻轻叩击两侧风池穴，以感到酸胀为度，共50次。

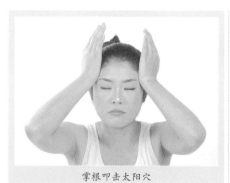

掌根叩击太阳穴

③双手掌根轻轻叩击太阳穴100次。

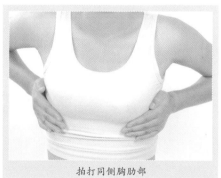

拍打同侧胸肋部

④站立，甩手臂到对侧身体，左右交叉，用空心掌拍打对侧胸肋部，也可以拍打同侧胸肋部，发出"空空"声，但不要太用力。拍打时位置可以随意变动，共拍打2分钟。

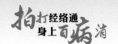

2. 情志抑郁

中医认为，与情绪相关的心理活动被统称为情志。

中医将情志分为很多类型，有所谓七情之喜怒忧思悲恐惊，也有按五行分的怒喜思悲恐。

按五行分时还可以和五脏相关联，肝怒、心喜、脾思、肺悲、肾恐。

中医认为，这五种情志是五脏之气活动时产生的外显征象，而情志反过来也可以影响五脏的气机。

抑郁状态的本质就是气郁气结气滞，直接对应的就是肝气郁结。因为肝主疏泄，是专门调畅情志的。

当郁极之时，肝气就会郁而化热，此为静极生动，就会表现出肝火上冲的急躁易怒。

其次，情志方面的气郁还和思虑有关，当人闷闷不乐时往往是因为思虑过度，导致气行不畅。而思与脾相关，所以气郁会造成脾气结。

脾气结时，中气不畅则脘腹坠胀不通，运化不调则精微不足而消瘦，水湿不化则大便稀溏，脾不升清则面色口唇无华。

第三，心主神明，所以任何思维、情感、情绪、心理等情志活动都跟心发生关联，思虑过度同时也可以损伤心的气血。

人的性格、体质各有不同，人的根本性格是难以更改的，但是通过拍打疗法可以疏利气机，调畅情志，防止气血郁久生变。

经穴及部位

肝胆经　心经　心包经　脾经　中府　膻中　中脘　天枢

肝经起自踇趾根部的大敦穴，经足背部、腿内侧、腹部，一直到乳房下两寸的期门穴。

胆经由臀部中点开始，沿大腿笔直下滑，至脚踝底端结束。

心经始于腋下，止于小指指尖，贯穿上臂内侧。

从乳头外侧 1 寸的天池穴开始，到中指指尖末端，为心包经。

脾经从蹬趾尺侧隐白穴开始，途径大都、太白、商丘、三阴交、地机、阳陵泉、血海到大包。

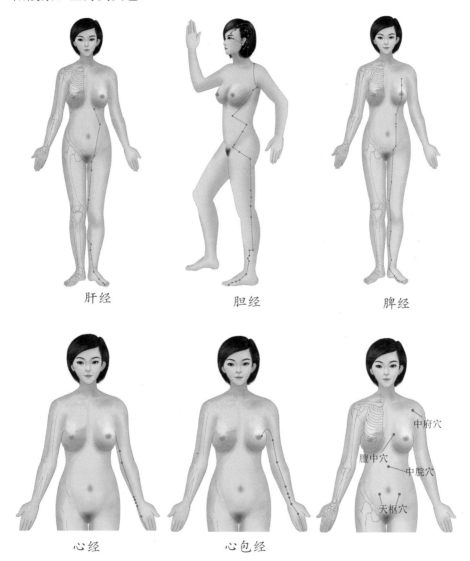

肝经　　　　　　　　胆经　　　　　　　　脾经

心经　　　　　　　　心包经

中府穴位于胸前外上方平第 1 肋间隙，前正中线旁开 6 寸。

中脘穴在腹部肚脐上方正中间大约 4 寸的地方。

天枢穴在中腹部，肚脐左右 2 寸处。

具体操作方法

头正身直腰间挺，呼吸深沉舌上顶。

拍打百会振脉气，晨起长啸畅心情。

振臂大包胆肝经，章门京门拍不停。

拍打胸部中府膻，声音受震颤不宁。

二心与脾中脘枢，意念百脉水流行。

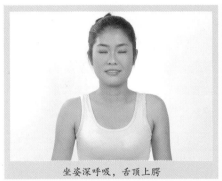
坐姿深呼吸，舌顶上腭

①晨起天刚亮时是肝木经气当值，渐渐开始旺盛，此时拍打可以顺应肝经本气的态势，效果更好。取坐姿，身体挺直，深呼吸，舌顶上腭。

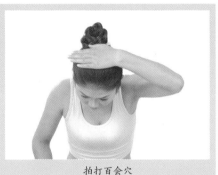
拍打百会穴

②先拍打百会，因为百会是人之顶极，百脉交会之处，所以拍打百会可以有效地震荡全身经脉气血，为后面的拍打做准备。共拍打30次。

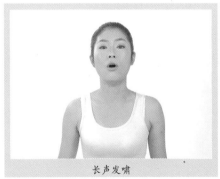
长声发啸

③长声发啸，可以震荡经气，疏通百脉，畅发郁气。长啸的次数不限，笔者一般长啸3次。

备注：长啸一定要发于丹田，用丹田气才有震荡效果，仅仅是高声喊深度是不够的。如果发声是正确的，就会感受到身体的震动，同时觉得非常舒服。

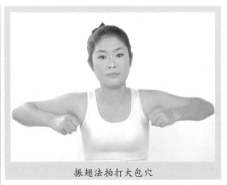
振翅法拍打大包穴

④振翅法拍打大包穴，附带将胆经一起拍打。因为胁肋部为少阳之地，少阳胆主春天升发之气，所以开胆气有疏利气机的作用。一般拍打50次。

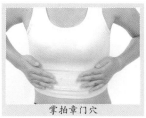

掌拍章门穴

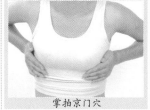

掌拍京门穴

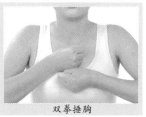

双拳捶胸

⑤用空心掌拍打肝经和胁肋区的章门与京门穴，也是为了继续疏利肝胆经气。次数不限，以拍打区域酸胀为度。

⑥双拳捶胸，一下接一下，一边长啸一边拳打，让拳击震动发声，使声音发颤，通过震颤制造更好的畅经气作用。一共50下。

备注：胸部有肺经、中府穴、膻中穴，可以在捶击中同时受到拍打撞击，有利于畅气。

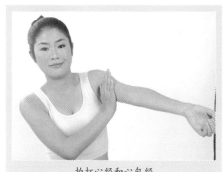

拍打心经和心包经

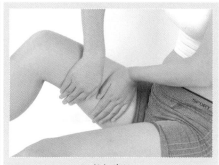

拍打脾经

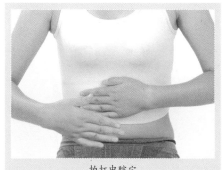

拍打中脘穴

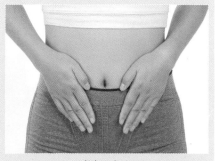

拍打天枢穴

⑦拍打心经、心包经、脾经、中脘和天枢穴，一定要打出震颤感。同时配合意念，一边拍打一边想象体内的经气就像江河的水一样，被拍打得震颤起来，巨浪滔天，冲破所有障碍，这些水在经脉之中川流不息，又平稳收敛。拍打时间不限，以感到心情舒畅为度。

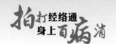

3.脏腑功能障碍

脏主藏精，主静，从这一点来看似乎脏腑之气受郁好像并不会产生不良影响。但中医认为，"升降出入，无器不有"，"器"指脏腑，即是说任何脏腑的气都要升降出入，是动态的，如果脏腑之气静滞不行，其功能必定受影响。所以气郁体质总是倾向于造成脏腑功能障碍，久之必内生重病。因此人的性格应开朗一些，否则百病丛生，外邪尚可避之，内魔却难疏通。欲求不得，五阴内炽，不但招病，还会送命。脏腑功能障碍的内容太多，无法一一列举，但大体内容前面均已有述，此处从略。有哪一脏腑的症状，就选取某经进行拍打，同时配合肝胆二经效果更好。

血瘀体质

气血以行为贵，血脉畅通方能百病不生，血脉不畅则生瘀血，瘀血是病理产物，属于病邪。

血行于周身，所以理论上瘀血可以累及所有脏腑。但瘀血基本上是固定不变的，不会随血而行，所以瘀血往往通过对经气的阻滞而产生远端影响。

笔者下面介绍一些判断是否有瘀血的方法，供大家参考。

第一，瘀血如果和正气相冲，最主要的症状就是刺痛。疼痛的位置非常固定，不来回走窜。

第二，刺痛常在夜间加重，因为夜间阳气入于血分，加重了正气和瘀血之间的冲搏，所以症状会加重。但这个规律并不绝对。

第三，瘀血比较重时，舌头上会有瘀斑。

照镜子时可以观察自己的舌头，舌上细脉丛生，又和诸多经脉相关，是内里血脉病变的集中反映区域。

瘀斑是暗紫色的，很容易识别出来。瘀斑的形状不规则，位置不规则，如果是肝经瘀血，一般出现在舌头侧面。

除了舌头，口唇也会出现瘀斑，意义是一样的。

第四，体内瘀血严重时，月经有血块、色紫暗，痛经。

女子以血为先天，月经对血分病变感应很强，所以月经可以准确地判断血分病变。血块、紫暗和疼痛是瘀血的典型征象。

血瘀体质的表现复杂，累及不同脏腑时症状不同，难以详细列举，故本节仅介绍一下血瘀体质的常规拍打疗法。

血瘀体质的拍打方法和气郁体质的拍打方法大致相同，只是拍打时间长，同时要配合肝经、肝俞、膈俞。

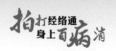

经穴及部位

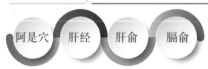

阿是穴　肝经　肝俞　膈俞

　　肝经起自蹞趾根部的大敦穴，经足背部、腿内侧、腹部，一直到乳房下两寸的期门穴。

　　肝俞穴位于背部脊椎旁，第9胸椎棘突下，左右两指宽处。

　　膈俞穴位于背部，第7胸椎棘突下，左右旁开两指宽处。

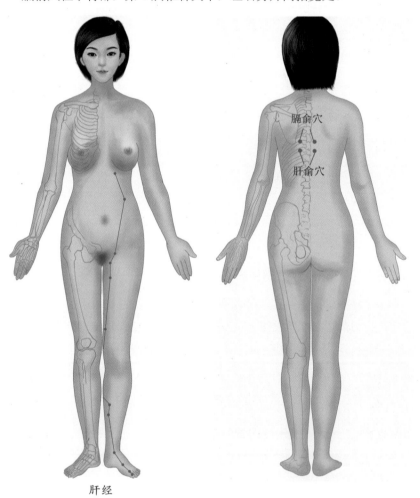

膈俞穴

肝俞穴

肝经

具体操作方法

拍打阿是穴的手法和前面所介绍的治疗疼痛时的方法一致，在此不再赘述。

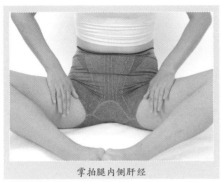

掌拍腿内侧肝经

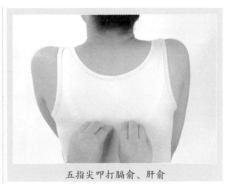

五指尖叩打膈俞、肝俞

①取坐位，双腿分开，俯身用平掌拍打大腿内侧（肝经）。力量先轻后重，最后一般力度会变得很大，以疼痛勉强可以耐受为度。从上拍至下，时间次数不限，每一部位拍至皮肤发热再向下移动，如此反复10次。

②俯卧，让家人帮忙找到膈俞和肝俞。五指聚拢成尖，用五指尖分别叩打两个穴位。力度先轻后重，以疼痛勉强可以耐受为度，各100次。

！注意事项

血瘀体质的拍打首先时间要长，目的是透过气分深达血分，每次的时间至少要1小时。一定要将病灶部位拍红拍热，在此基础上继续延时。

其次，力度要适当增加，这样更容易触及血分。

再次，无论累及的是哪里都要配合肝经，借此疏理气机，因为气为血之帅，气畅血才能畅，这是有利于祛瘀血的。

最后，配合按揉膈俞、肝俞，这两个穴位主治血分病。

总之，血瘀体质要引起大家的重视，不让瘀血沉积定型，要将新生的瘀血及时松解消散。

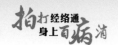

痰湿体质

中医认为，脾主运化水谷精微，主运化水湿，如果脾气虚，则水谷精微和水湿就会积留不化，从而化为痰湿。

痰湿存于体内，随气而走，变动不居，就像顺水流的木块。如果痰湿通过肺咳出体外，便是有形之痰，偏于气分有形之物。

痰湿并非只能从肺部咳出，也可以从大肠溜出，表现为便溏。

如果痰湿排不出去，停留在体内，则往往以脂肪的形式存在，偏于血质，有时也表现为水肿，偏于气分。

从上述痰湿的转化途径来看，排出体外的痰湿主要成分是水湿，而积留于体内的痰湿主要成分是水谷精微，转化为偏于血质的脂肪，否则表现为水肿，还是偏于气分。

所以痰湿体质的人其实是因虚生实，虚实夹杂的证型。

经穴及部位

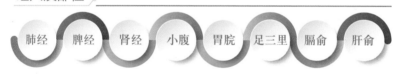

从肩胛骨凹陷处连出一条直线，沿着手臂内侧，到拇指外侧端止，为肺经。

脾经从踇趾尺侧隐白穴开始，途径大都、太白、商丘、三阴交、地机、阳陵泉、血海到大包。

肾经起自足底涌泉穴，沿腿内侧后缘向上过盆腔深处，从任脉旁开半寸处向上直达胸前俞府穴。

足三里穴在膝下四指，胫骨外一横指的位置上。

肝俞穴位于第9胸椎凸骨下，左右旁开1.5寸。

膈俞穴位于第7胸椎棘突下，左右旁开两指宽处。

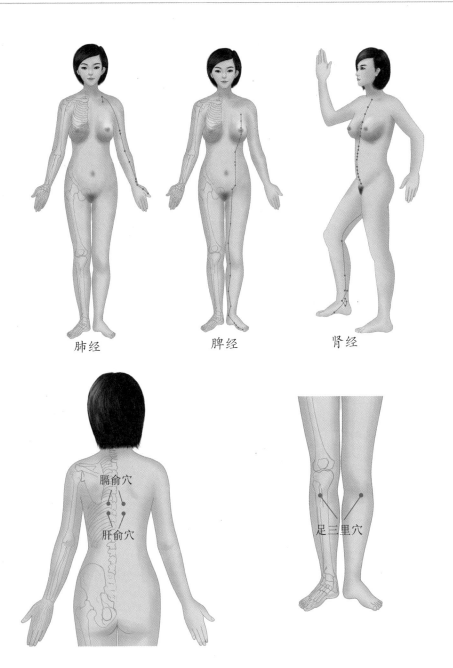

肺经

脾经

肾经

膈俞穴

肝俞穴

足三里穴

具体操作方法

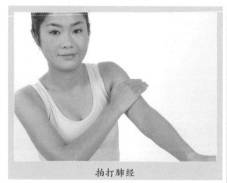
拍打肺经

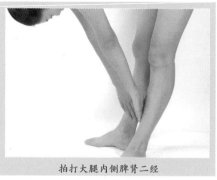
拍打大腿内侧脾肾二经

①取坐位，伸左臂，拍打肺经循行部位，由肩至手，每个掌位拍打30次再向下移动。换另一侧用同样方法操作。

②微分双腿，俯身拍打大腿内侧脾肾二经的循行路线，由上至下，每个掌位拍打30次再向下移动。换另一侧用同样方法操作。

备注：脾主运化；肺为水之上源，主通调水道；肾主水。所以刺激肺、脾、肾三经对于运化、排泄体内水湿，防止水湿积聚成痰起着非常重要的作用。

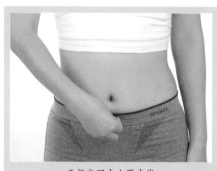
五指尖叩击小腹中线

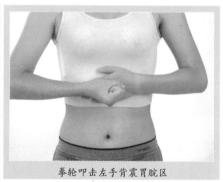
拳轮叩击左手背震胃脘区

③仰卧或站立，右手五指聚拢成尖，用五指尖叩击小腹中线，由上至下，每个点叩击100次再向下移动，每次移动约一指的距离。力度要大，力量要深入皮下，速度不要求太快。

④左手掌按在胃脘区上，右手成空心拳，用拳轮叩击左手背，力度要大，共100次。

备注：小腹上正中线的任脉上有很多穴位，比如石门穴是三焦的募穴，关元穴是小肠的募穴，中极穴是膀胱的募穴，拍打这些穴位都可以促进水液排泄。

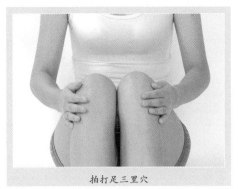

拍打足三里穴

⑤坐位，俯身拍打足三里穴，以疼痛稍重为度，共50次。

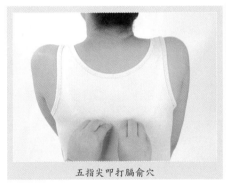

五指尖叩打膈俞穴

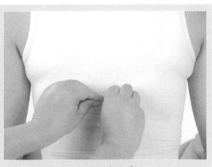

五指尖叩打肝俞穴

⑥俯卧或坐姿，让家人帮忙找到膈俞和肝俞穴，五指聚拢成尖，用五指尖分别叩打这两个穴位。力量要深入皮下，各100次。

备注：痰湿体质中有一部分偏于血分，仅是运化气分水湿效果一般，而这两个穴位刚好可以活血，有利于松动血分痰湿。

 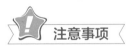

注意事项

　　痰湿体质仅凭拍打疗法还不足以改善症状，还要控制饮食、适当运动。

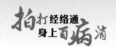

特禀体质

特禀体质，是指由先天因素和遗传因素所造成的一种特殊状态的体质缺陷，以生理缺陷、先天失常、过敏反应为主要特征，又称特禀型生理缺陷、过敏。

特禀体质主要有三种。

（1）过敏体质，易对药物、食物、气味、花粉等过敏。主要表现为哮喘、咽痒、鼻塞、喷嚏、荨麻疹等。

（2）遗传病体质，有先天性疾病或者家族遗传病史，比如血友病、先天愚型等。

（3）胎传体质，是指母亲在妊娠期间受不良因素影响胎儿所造成的一种体质，比如五迟（立迟、行迟、发迟、齿迟和语迟）、五软（头软、项软、手足软、肌肉软和口软）等。

1. 健脾、补肾气

肾在五行中属水，主藏精，主水，主纳气，有"先天之精"，是全身脏腑功能的化源，为脏腑阴阳之本，生命之源，故称肾为"先天之本"。维护肾气，加强肾的气化功能，能促进生长发育，减少疾病，祛病延年。

脾主运化、统血，输布水谷精微，是气血生化的源泉，被喻为"后天之本"。如果脾气壮，饮食状态良好，就能荣卫兴旺，进而滋养骨髓，保精益血。

综上所述，肾与人的精力活力息息相关；脾与营养吸收有密切的关系，更与气血息息相关。

特禀体质养生以健脾、补肾气为主，以增强体质和卫外功能。

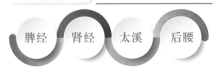

脾经　肾经　太溪　后腰

脾经起于蹈趾趾甲角旁的隐白穴，从足走胸，经足内侧内踝前方，行于下肢内侧前缘，在腹部行于脐旁四寸，胸部行于任脉旁六寸，止于腋下六寸大包穴。

肾经从小趾起，斜向足心，沿着内踝后进入足跟，向上经过小腿，腘窝内侧，沿着大腿内侧后缘，贯穿脊柱，属于肾脏，联络膀胱，浅出腹前，上行经过腹，胸部，终止于锁骨下缘。

太溪穴在内踝踝骨后面，跟腱的前面。

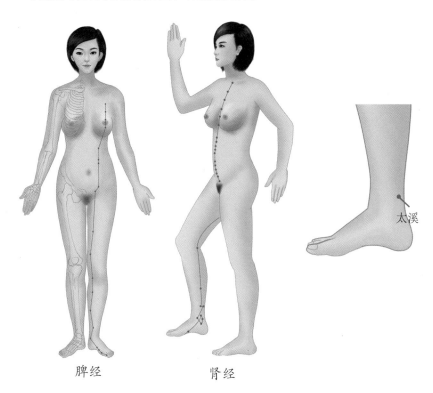

脾经　　　　　　　肾经

太溪

具体操作方法

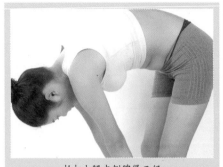

拍打大腿内侧脾肾二经

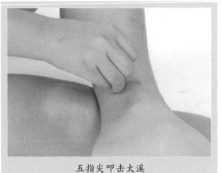

五指尖叩击太溪

①站立，双腿分开，俯身拍打左侧大腿内侧，这是脾经、肾经的循行路线。力度稍重，拍击速度快，持续时间久，一般要半小时以上。换另一侧用同样方法操作。

备注：太白穴是脾经的原穴，健脾补脾的效果强。

②坐位，左脚放在右腿上，找到太溪穴。右手五指聚拢，用五指尖叩击该穴，深吸气时用力叩，呼气时力道减轻。同时想象穴位下面滋生出蓝色液体，越来越多，渐渐向四外弥散。操作5分钟以上。换另一侧用同样方法操作。

备注：太溪穴是肾经的原穴，是肾经元气经过和留止的部位。在肾经当值的时间段(17时至19时)拍打效果更佳。

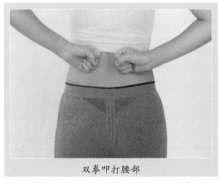

双拳叩打腰部

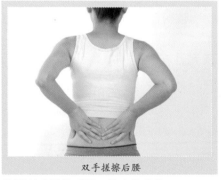

双手搓擦后腰

③双手握空拳，向后放在腰间，手背对着腰。用力叩打腰部，以腰部轻度酸痛为度，次数随意。

④用双手搓擦后腰，使皮肤发热。

备注：中医认为"腰为肾之府"，腰不好等同于肾不好，每天坚持拍打、搓擦腰部可暖肾强腰。

2. 补肺气、改善过敏体质

如果大家符合下面一点或者几点，则基本可确认自己为过敏体质。

（1）不感冒也鼻塞、流鼻涕。

（2）不感冒也打喷嚏。

（3）一旦出现季节变化、温度变化或异味时，会有咳喘现象。

（4）对药物、食物、气味、花粉、季节交替时、气候变化等容易过敏。

（5）皮肤容易一抓就红，并出现抓痕。

（6）皮肤容易起荨麻疹。

（7）皮肤易因过敏出现紫癜。

中医认为，"肺主表"，这里的"表"是指鼻子、呼吸道以及皮肤表层，体表的过敏问题，多与肺有关。中医认为"肺"是指一套和肺相关的系统，因此把鼻子、皮肤过敏及气喘，视为同一系统的问题来处理，且和抵抗力关联。

中医认为"正气内存，邪不可干"，肺主气，而气之根为肾，肺虚、肾虚、脾虚可导致过敏性鼻炎、哮喘、结膜炎，要改善现状需从肺脾肾着手调理。

经穴及部位

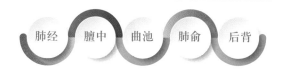

手太阴肺经起于胃口，下络大肠，转折而上行，出胸部中府穴，绕肩折向手臂，沿手臂内侧前缘朝向手，止于拇指外侧少商穴。

膻中穴在两乳头连线的中间。

完全屈肘时，肘横纹外侧端处即是曲池穴。

肺俞在后背膀胱经上，第3胸椎棘突下再旁开1.5寸，左右各一。

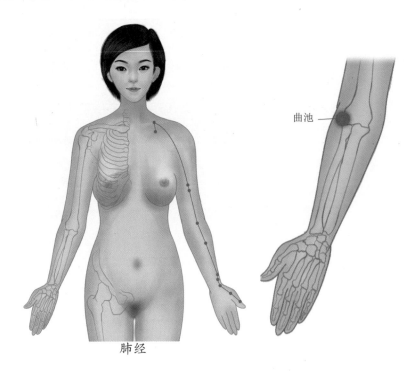

曲池

肺经

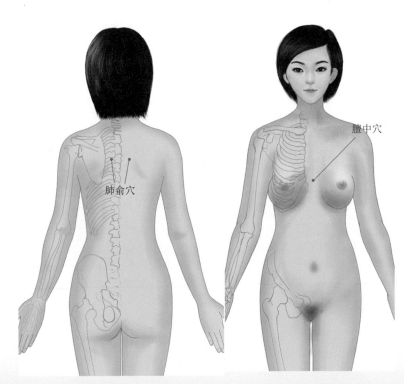

肺俞穴

膻中穴

具体操作方法

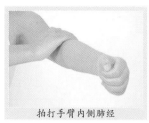

拍打手臂内侧肺经

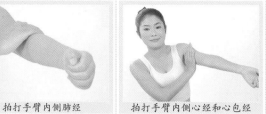

拍打手臂内侧心经和心包经

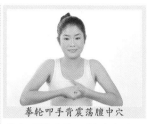

拳轮叩手背震荡膻中穴

①坐位，甩手臂数次，拍打手臂内侧（肺、心、心包三经循行部位）。用力拍打，每个掌位拍打的时间次数不限，肢体酸胀时再向前移动。

②左手按在胸口膻中穴上，右手成空心拳，用拳轮叩左手背。力量要逐渐加重，共100次。

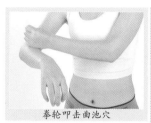

拳轮叩击曲池穴

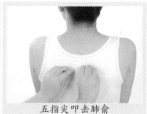

五指尖叩击肺俞

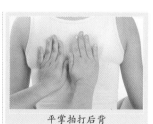

平掌拍打后背

③曲臂，找到左臂曲池穴，右手成空心拳，用拳轮叩击曲池穴。力量要大，穴位酸胀疼痛，叩击100次。换另一侧用同样方法操作。

④俯卧或坐姿，让家人帮忙找到肺俞，五指聚拢成尖，用指尖叩击两侧肺俞各100次，力量要深入皮下。

⑤让家人用平掌拍打后背，时间次数都不限，直到将后背拍打出痧疹来。

若配合意念法效果更佳，将意念法要点总结歌诀如下。

轻哼震荡音渐强，手拍胸口振声响。

重呼缓吸随意念，胸中红热气出腔。

吸入清风有凉意，以凉换热填肺脏。

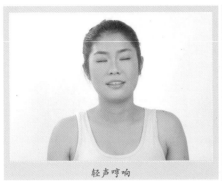

轻声哼响

①取坐姿或站姿，先轻声哼响，用哼声将胸腔震荡起来，然后声音渐渐加重。

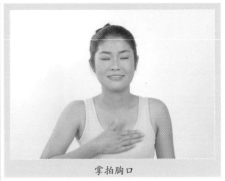

掌拍胸口

②用手掌拍打胸口将声音震荡起来，呼吸要做到呼气重吸气轻缓。反复 10 次。

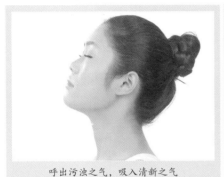

呼出污浊之气，吸入清新之气

③想象胸腔之中满是污浊之气，这些气随着呼气排出体外。接着吸入清凉的新鲜空气，用清新之气来填充肺脏。

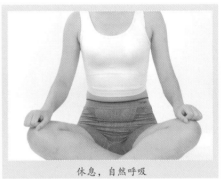

休息，自然呼吸

④结束意念，自然呼吸。

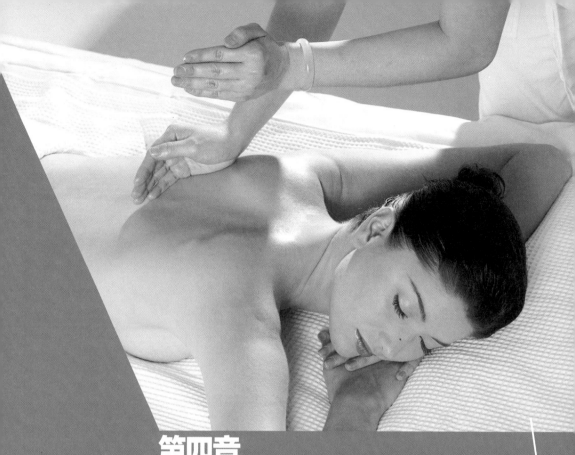

第四章
拍拍打打，与小疾小病说再见

大病必寻医，小病问自己。

平时难免会有一些小病小痛，可以通过拍打疗法，祛病预防。

笔者用歌诀的方式介绍一些常见病症的中医认识及拍打方法。

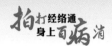

手脚冰凉

手脚冰凉阳不足，脾肾阳虚心有数。
脾主四末手足症，肾主阳气全身督。
或有便溏身体重，或有尿频尿不出。
脾肾二经常拍打，丹田命门后背督。
拍手跺脚最简单，勿忘保暖防寒入。

中医认识：手脚在中医被称为"四末"，就是四肢末端的意思，可以反映体内阳气的盛衰。手脚冰凉常是阳气不足的表现。

五脏里脾主四末，肾阳又为一身阳气的根本，所以脾肾阳虚时便易导致手脚冰凉，常在遇冷或劳累之后加重。

脾肾阳虚时除了手脚冰凉，还常有脾阳虚的便溏、肢体沉重，肾阳虚的尿频，有时因为肾气不化可导致尿闭。

经穴及部位

脾经　肾经　中丹田　下丹田　命门　手足

脾经从踇趾尺侧隐白穴开始，途径大都、太白、商丘、三阴交、地机、阳陵泉、血海到大包。

肾经起自足底涌泉穴，沿腿内侧后缘向上过盆腔深处，从任脉旁开半寸处向上直达胸前俞府穴。

中丹田在两乳头的膻中穴。

下丹田在脐下三寸的关元穴。

命门穴位于腰部后正中线上，第 2 腰椎棘突下凹陷中。

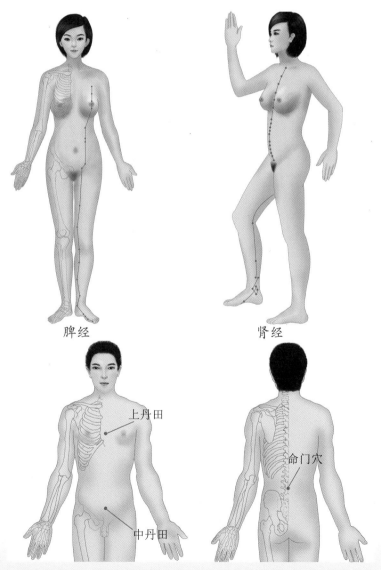

脾经　　　　　　　　肾经

上丹田

中丹田

命门穴

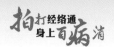
具体操作方法

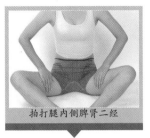

拍打腿内侧脾肾二经

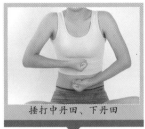

捶打中丹田、下丹田

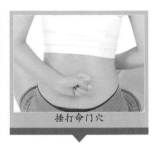

捶打命门穴

①坐位，双腿分开，脚掌相对，拍打腿内侧脾肾二经循行的部位。由上至下，每个掌位拍打 100 次，力道适中，频率要高，时间次数不限，以发热为度。

②仰卧，双手成空心拳，用拳心叩打中丹田、下丹田，时间次数不限，直到胸部和小腹发热。然后用手捂着丹田不动，想象热气渗入体内。

③坐姿，左手反背，握空心拳捶打命门穴，力道适中，时间次数不限，以腰内发热为度。然后双手捂住后腰，想象热力渗入体内。

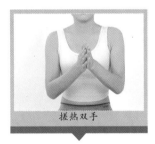

搓热双手

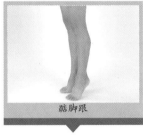

踮脚跟

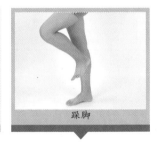

跺脚

④甩动手臂，双手拍掌 100 次，力度中等，以疼痛可以耐受为度，直到双手发热。

⑤站立，踮脚跟 50 次，全身放松状态，体会周身震颤的感觉。

⑥跺脚，力量渐增，以疼痛可以耐受为度，时间次数不限，直到足底发麻。

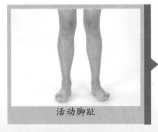

活动脚趾

⑦用力屈脚趾数秒，再用力张开脚趾数秒。如此反复10次。

注意事项：防风保暖。

感冒头痛

感冒头痛事常有，外邪袭人先在头。

经气阻滞拍打散，伸手便向痛处求。

百会风池与风府，头维阳白太阳辅。

侧面少阳偏头痛，胆经三焦诸穴处。

列缺散寒驱外风，合谷配之效更佳。

曲池清散内外热，三穴皆用头痛除。

感冒头痛可分为很多证型，但很多人并不会辨证，在这里介绍一个简单的办法，就是"哪里疼就拍哪里"，其实就是拍打"阿是穴"。

有些固定的穴位止头痛的效果也很好，应该重点拍打。

经穴及部位

阿是穴　列缺　合谷　曲池　百会　风池

风府　头维　阳白　太阳　耳周诸

列缺穴位于手臂前部，手腕横纹上 1.5 寸。

合谷穴位于手背，第 1、第 2 掌骨间中点处。

完全屈肘时，肘横纹外侧端处即是曲池穴。

百会穴在头顶正中线与两耳尖连线的交点处。

风池穴在颈部后区，枕骨之下，胸锁乳突肌上端与斜方肌上端之间的凹陷中。

风府穴位于后颈部，两风池穴连线中点，颈项窝处。

头维穴在头侧部，额角发际上 0.5 寸，头正中线旁 4.5 寸。

阳白穴在前额部，瞳孔直上，眉上 1 寸。

太阳穴位于头部侧面，眉梢和外眼角中间向后一横指凹陷处。

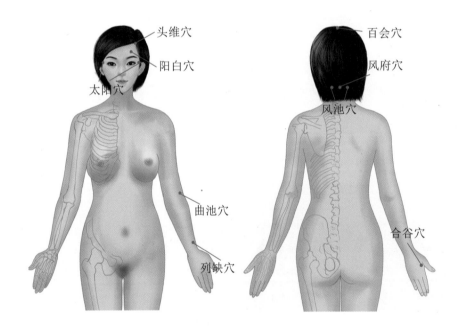

具体操作方法

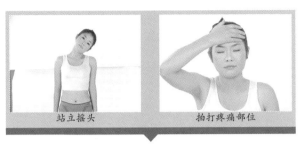

站立摇头　　拍打疼痛部位

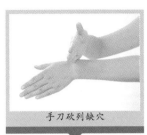

手刀砍列缺穴

①站位，摇晃头颈数次，然后拍打疼痛部位，手法由轻至重，以疼痛可以耐受为度。次数不限，以头痛缓解为度。

②甩动手臂数次，用右手成手刀砍左手列缺穴50次，力量由轻至重，手腕放松以便产生震颤。效果好时可以出汗。换另一侧用同样方法操作。

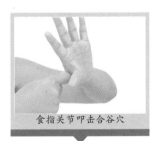

食指关节叩击合谷穴

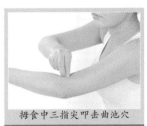

拇食中三指尖叩击曲池穴

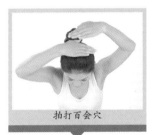

拍打百会穴

③右手成空心拳，用食指关节叩击左侧合谷穴50次，力道先轻后重，深入皮下，出现酸胀疼痛时要坚持忍住。换另一侧用同样方法操作。

④曲臂，右手拇食中三指聚拢成尖，用指尖叩击左臂曲池穴，力量要深入穴位，共50次。换另一侧用同样方法操作。

⑤坐位，头正直，双手交替拍打百会穴50次，力量适中，以微感疼痛为度。

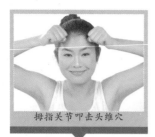

拇指关节叩击头维穴

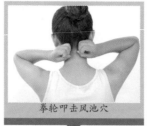

拳轮叩击风池穴

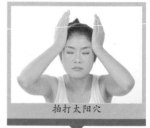

拍打太阳穴

⑥双手握空心拳，用拇指
关节叩击头维、阳白穴，
力量要轻，各叩击50次。
备注：阳白穴在前额两侧，
眉毛中央上方，可以摸到
两个浅坑。

⑦双手成空心拳，用拳轮轻
轻叩击两侧风池穴100次。

⑧双手掌根轻轻叩击太阳
穴，以轻度酸胀为度，共
20次。

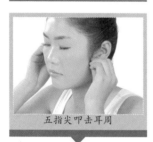

五指尖叩击耳周

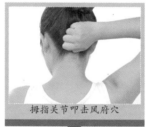

拇指关节叩击风府穴

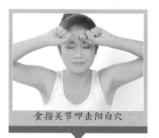

食指关节叩击阳白穴

⑨双手五指弯曲，用指尖
叩击耳周，力量要轻，速
度要快。次数不限，以头
部舒畅为度。

⑩握空拳，用凸出来的拇
指指间关节轻叩风府穴，
时间次数不限，直到感觉
局部气血畅通非常轻松。

⑪握空心拳，食指关节凸
出，用凸出的关节叩击阳
白穴，用力适中，共50次。

注意事项：防风保暖。太阳穴是经外奇穴，其所在区域头骨非常薄，还有
很多重要的血管神经通过，不能重按重击。

喉痛咳嗽

　　风寒感冒时，风寒束表，而肺主皮毛，肺气必定受郁。喉与肺相通，故气滞而痛。风热感冒时，风热之邪常从口鼻侵入，最易伤肺，易发生喉痛。内伤病的喉痛咳嗽也很多见，但原因比较复杂，一般来说是脏腑火热上冲造成的。咽部和喉部在解剖上紧密相邻，所以很多人觉得嗓子疼，其实是咽后壁疼痛。喉为天门应肺，咽为地户应胃，手太阴肺经起于胃口，肺胃紧密相关。喉痛咳嗽最常见的就是肺胃火胜。肝经在体内的分支也循"颃颡"，即喉咙，而且肝火最易冲肺，即木火刑金，所以肝火也可以造成喉痛。心经循行于喉咙，心火易虚浮上冲，心火又能克肺金，所以心火胜时也可以有喉痛咳嗽。喉痛咳嗽的相关病因过于复杂，无法一一说清，故本节仅介绍一些通用的拍打方法，不需辨证。

经穴及部位

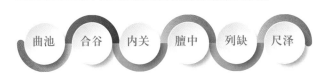

曲池　合谷　内关　膻中　列缺　尺泽

　　合谷穴位于手背，第1、第2掌骨间中点处。

　　完全屈肘时，肘横纹外侧端处即是曲池穴。

　　内关穴在离手腕距离两个手指宽的两条筋之间。

膻中穴位于两乳头之间，胸骨中线上，平第 4 肋间隙。

列缺穴位于手腕内侧（拇指侧），能感觉到脉搏跳动之处。

屈肘仰掌，在肘窝横纹中央，大筋（肱二头肌腱）外侧凹陷中，即尺泽穴。

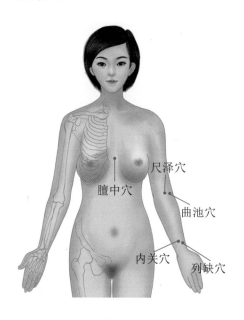

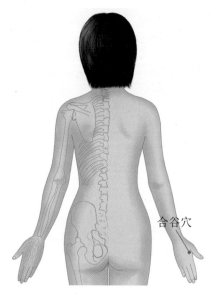

具体操作方法

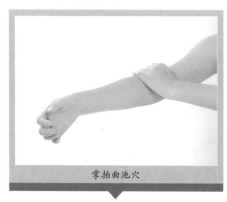

掌拍曲池穴

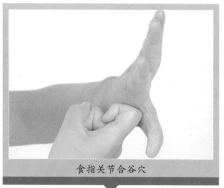

食指关节合谷穴

①伸左臂，用右手掌拍打左臂曲池穴 100 次，力量适中，以微微酸痛为度。换另一侧用同样方法操作。

②右手成空心拳，用食指关节叩击左合谷穴 100 次，力量可以稍重一些，以疼痛勉强可以耐受为度。换另一侧用同样方法操作。

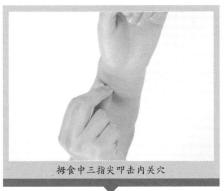

拇食中三指尖叩击内关穴

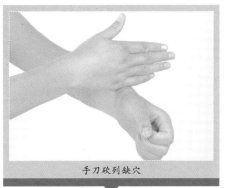

手刀砍列缺穴

③右手拇食中三指聚拢成尖，用指尖叩击左手内关穴100次，用力较大，以疼痛勉强可以耐受为度。换另一侧用同样方法操作。

④用右手手刀砍左手列缺穴50次，力量由轻至重，效果好时喉痛会立即减轻。换另一侧用同样方法操作。

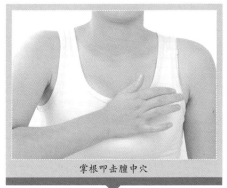

掌根叩击膻中穴

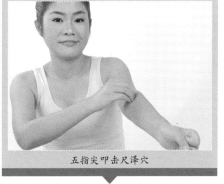

五指尖叩击尺泽穴

⑤用右手掌根叩击胸口膻中穴50次，力量适中，以微感发胀为度。

⑥五指聚拢，五指尖用力叩击尺泽穴，共100次。换另一侧用同样方法操作。

注意事项：一般来说，咳嗽是一种机体的自我保护反应，所以不能只想着镇咳，那样可能会造成病情加重。

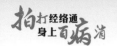

胃痛肚疼

胃痛肚疼原因多，常是气滞血不和。
贪凉饮冷凝胃气，肝气亦常横犯惹。
天枢中脘解痉挛，手心搓热敷胃暖。
从上到下叩胃经，气顺脉和痛必痊。

中医认为"不通则痛"，胃肠皆以通降为顺，如果胃肠气机滞涩不通，自然会出现胃痛肚疼。

相关原因非常复杂，最常见的是胃气滞、肝气横逆犯胃、寒凝三种原因。

经穴及部位

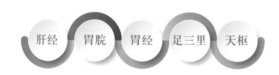

肝经起自蹬趾根部的大敦穴，经足背部、腿内侧、腹部，一直到乳房下两寸的期门穴。

胃经从锁骨下开始，顺双乳，过腹部，到两腿正面，止于第四趾趾间。

足三里穴在膝下四指，胫骨外一横指的位置上。

并拢三指，肚脐向左右三指宽的地方就为天枢穴。

中脘穴在腹部肚脐上方正中间大约4寸的地方。

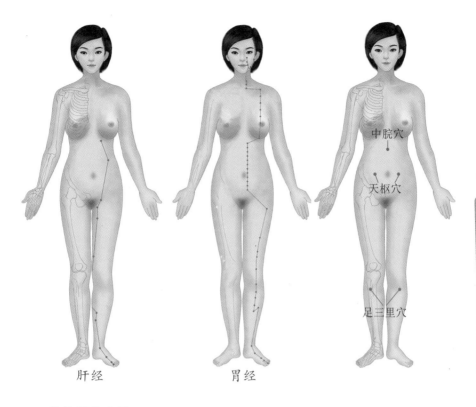

中脘穴

天枢穴

足三里穴

肝经　　　　　　　胃经

具体操作方法

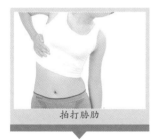

拍打胁肋

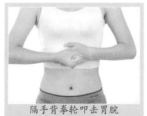

隔手背拳轮叩击胃脘

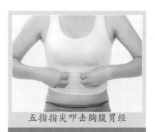

五指指尖叩击胸腹胃经

①站立位，身子向右凸出，拍打身体右侧，由胁肋向上，每个掌位30次。力量先轻后重，以感到酸胀为度。换另一侧用同样方法操作。

②双手搓热，然后左手按在胃脘区以热力暖胃。右手成空心拳，用拳轮叩击左手背100次。力度不宜过大，以震荡效果为主。

③仰卧，双手五指微分弯曲，以指尖叩打胸腹部的胃经路线。力量要深入皮下，力度先轻后重。每个掌位叩打100次再向下移动。

217

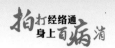

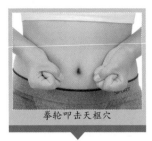

拳轮叩击天枢穴

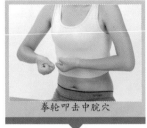

拳轮叩击中脘穴

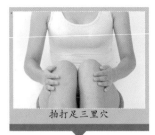

拍打足三里穴

④双手成空心拳，用拳轮叩击两侧天枢穴100次，力度适中。

⑤用同样的方法叩击中脘穴。

⑥坐位，俯身拍打足三里穴，以疼痛稍重为度，共100次。

备注：如果是寒性疼痛，可以在疼痛部位进行搓擦，时间不限，直到将皮肤擦热。

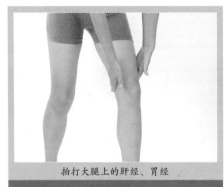

拍打大腿上的肝经、胃经

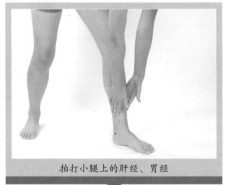

拍打小腿上的肝经、胃经

⑦站立，然后俯身，双腿微分，双手成平掌拍打左腿两侧（外侧是胃经，内侧则覆盖肝经），由上至下，直至足踝。拍打时间次数不限，感到局部酸胀疼痛时再向下移动。用同样方法拍打右侧经脉。

注意事项：年轻人不要贪凉饮冷，中年人要平心静气，老年人要保暖护胃。

胃部下垂

胃贵通降气下趋，脏器下垂脾气虚。

脾不升清脾胃经，百会三里助托举。

中医认为胃主通降，气当下行，但说的是功能，不是脏器本身。若是胃下垂，基本上是脾气虚造成的。

脾主升清，如果脾气虚则不能托举脏器从而造成胃下垂。此时常伴有食欲缺乏、胃胀、消化不良等症状。治疗当健脾升清。

经穴及部位

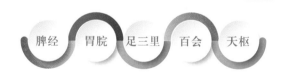

脾经　胃脘　足三里　百会　天枢

脾经从蹬趾尺侧隐白穴开始，途经大都、太白、商丘、三阴交、地机、阳陵泉、血海到大包。

足三里穴在膝下四指，胫骨外一横指的位置上。

百会穴在头顶正中线与两耳尖连线的交点处。

天枢穴在中腹部，肚脐左右两寸处。

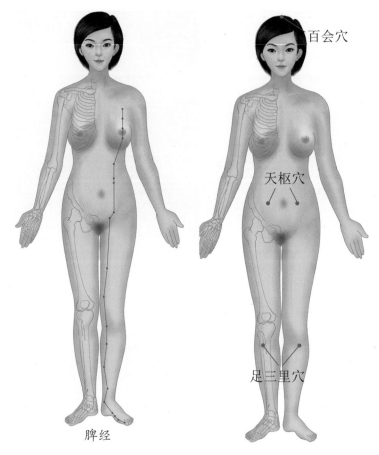

百会穴

天枢穴

足三里穴

脾经

具体操作方法

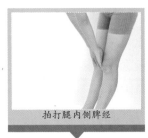

拍打腿内侧脾经

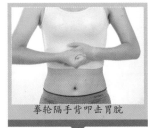

拳轮隔手背叩击胃脘

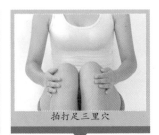

拍打足三里穴

①站立，双腿分开，俯身拍打腿内侧脾经循行路线，手法要轻，速度要快，时间不限，以肢体酸胀为度。

②仰卧，左手按胃脘，右手成空心拳，用拳轮叩击左手背100次，力度适中。

③坐位，俯身拍打足三里穴，以疼痛稍重为度，共100次。

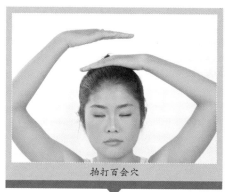
拍打百会穴

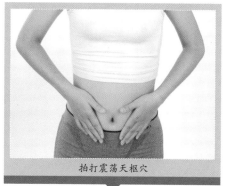
拍打震荡天枢穴

④双手交替拍打百会穴，力量由轻至重，震颤感要强，反复拍打 50 次。

⑤先用双手手掌紧贴于天枢穴，按顺时针方向按摩至局部发热后，由掌变拳，掌心向内用力适当拍打 10 分钟以上即可。

注意事项：胃下垂患者可以适当倒立，以减轻平滑肌的负担。胃下垂是平滑肌收缩力减低造成的，倒立并不能使其归位，只能起到暂时减负的作用。

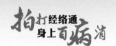

虚性肥胖

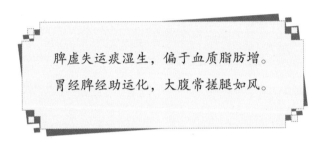

脾虚失运痰湿生，偏于血质脂肪增。
胃经脾经助运化，大腹常搓腿如风。

中医认为虚性肥胖主要是脾气虚不能运化水湿，痰湿积聚造成的。

脾虚则水湿积聚，痰湿内生，故积而肥胖。有些人可能处于"胃强脾弱"的状态，所以食欲和食量还不错，这就更容易造成痰湿的生成和堆积。治疗以健脾运湿为主。

经穴及部位

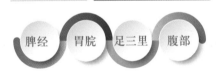

脾经　胃脘　足三里　腹部

脾经从踇趾尺侧隐白穴开始，途径大都、太白、商丘、三阴交、地机、阳陵泉、血海到大包。

足三里穴在膝下四指，胫骨外一横指的位置上。

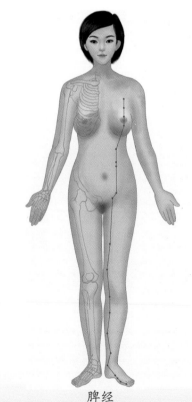

脾经

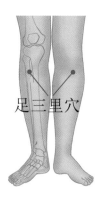

足三里穴

具体操作方法

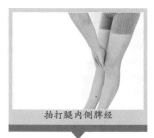

拍打腿内侧脾经

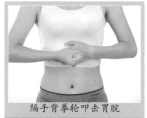

隔手背拳轮叩击胃脘

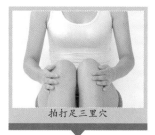

拍打足三里穴

①站立，双腿分开，俯身拍打腿内侧脾经循行路线，手法要轻，速度要快，时间不限，以肢体酸胀为度。

②仰卧，左手按胃脘，右手成空心拳，用拳轮叩击左手背100次，力度适中。

③坐位，俯身拍打足三里穴，以疼痛稍重为度，共100次。

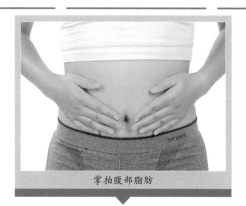

掌拍腹部脂肪

④双手用力拍打腹部脂肪，以疼痛勉强可以耐受为度，时间至少1小时。

注意事项：上述方法拍打时间要长一些。此外，仅凭拍打疗法帮助脾胃运化是有效的，但减肥效果没有那么明显，控制饮食和适量运动仍然是很重要的。

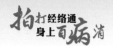

关节僵硬

风寒湿痹虚内因，手搓关节暖经筋。

拍打叩击不限数，气畅血旺散邪勤。

委中承山合谷缺，肩井外关曲池穴。

关节周边阳经位，僵麻无力痛可越。

中医认识：关节僵硬在中医里被称为痹证，主要是风寒湿三邪纠结为病，侵犯有形经筋和无形经络所致，严重者可致关节变形。

本病常可导致肢体僵硬、疼痛、关节不利，如果以疼痛为主，则称为"痛痹"，位置常走窜时称为"行痹"，以沉重症状为主时，则称为"着痹"。治当祛风、除湿、散寒、通络。

拍打部位以阿是穴为主，常为关节部位。

经穴及部位

阿是穴　委中　承山　合谷　列缺　肩井　外关　曲池

委中在腘横纹中点。

伸直小腿或足跟上提时，腓肠肌肌腹下出现的尖角凹陷处即是承山穴。

合谷穴位于手背，第一、第二掌骨间中点处。

列缺穴位于手臂前部，手腕横纹上 1.5 寸。

肩井穴在肩上前直乳中，大椎与肩峰端连线的中点上。

外关穴在手背腕横纹上 2 寸，尺桡骨之间，阳池与肘尖的连线上。

完全屈肘时，肘横纹外侧端处即是曲池穴。

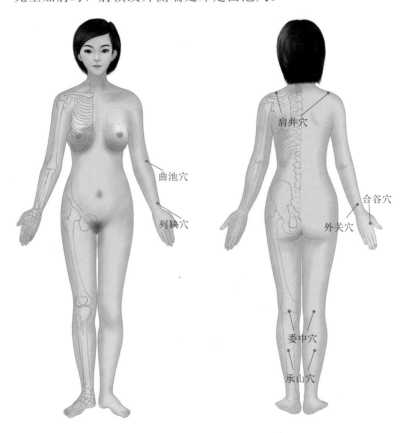

具体操作方法

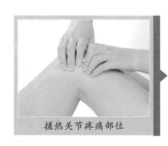

搓热关节疼痛部位

①先将疼痛关节搓热，使气血畅达，时间越长越好，直到皮肤明显发红、发胀。休息片刻，待皮肤大致恢复正常之后再如法搓擦，如此反复 5 次。

备注：尽量使疼痛关节张开，维持极限角度，以疼痛可以耐受为度，坚持 10 秒。这两个步骤都为后面的拍打做准备，有疏通经络、激活气血的作用。

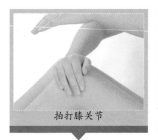

拍打膝关节

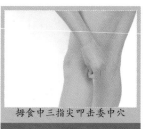

拇食中三指尖叩击委中穴

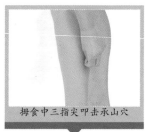

拇食中三指尖叩击承山穴

②拍打关节及周边肌肉，手法由轻至重，以肢体酸胀为度，时间越久越好。

③找到委中穴，用拇食中三指尖叩击至酸麻胀痛。
备注：委中穴就在腘窝正中心，专门治疗腰背疼痛，有所谓"腰背委中求"之说。

④用拇食中三指指尖叩击承山穴至酸麻胀痛。

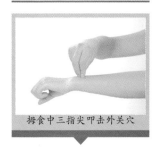

拇食中三指尖叩击外关穴

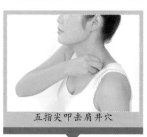

五指尖叩击肩井穴

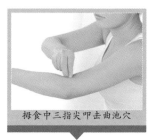

拇食中三指尖叩击曲池穴

⑤用拇食中三指指尖叩击外关穴至酸麻胀痛。

⑥五指聚拢成尖，用五指尖叩击肩井穴。手法不用太重，但力道要深入皮下，以肩部酸胀疼痛为度。

⑦用拇食中三指指尖叩击曲池穴至酸麻胀痛。

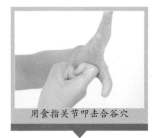

用食指关节叩击合谷穴

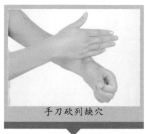

手刀砍列缺穴

⑧手成空心拳，用食指关节叩击合谷穴100次，力量可以稍重一些，以疼痛勉强可以耐受为度。

⑨手掌绷直用手刀砍列缺穴50次，力量由轻至重，注意手腕要放松以便产生震颤。

注意事项：风湿痹证不易治疗，需要很长的时间，最好早中晚各拍打一次，注意要防风保暖。
反向扳关节时不要勉强，要以能够耐受为度，否则会造成损伤。

腰间疼痛

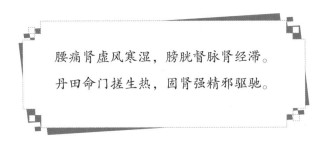

腰痛肾虚风寒湿，膀胱督脉肾经滞。

丹田命门搓生热，固肾强精邪驱驰。

中医认为腰痛主要有两个原因，一是肾虚，二是经络有风寒湿邪。

腰为肾之府，所以肾虚时会出现腰膝酸软疼痛无力。风寒湿邪侵袭经络自然也会造成疼痛。治当补肾固精，散寒除湿通络。

本节重点介绍肾虚腰痛的拍打方法。

经穴及部位

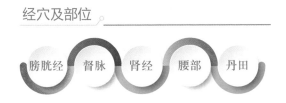

膀胱经从头顶的百会穴开始，延至后背、臀部，于脚跟止。

由会阴穴向后沿着脊椎往上走，到达头顶再往前穿过两眼之间，到达口腔上颚的龈交穴。

肾经起自足底涌泉穴，沿腿内侧后缘向上过盆腔深处，从任脉旁开半寸处向上直达胸前俞府穴。

中丹田在两乳头的膻中穴。

下丹田在脐下三寸的关元穴。

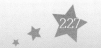

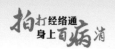

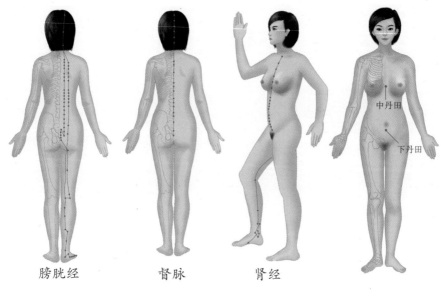

膀胱经　　　督脉　　　肾经

具体操作方法

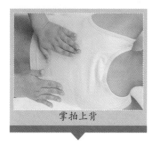

掌拍上背

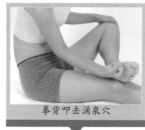

拳背叩击涌泉穴

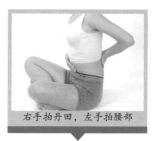

右手拍丹田，左手拍腰部

①俯卧，让家人帮忙从上到下拍打后背，手法要由轻至重，时间不限，直到将后背拍热。

备注：后背包含了膀胱经和督脉。

②坐位，用空心拳拳背叩击涌泉穴，直到足心发热。再拍打腿内侧肾经路线，时间不限，直到皮肤发热。

③坐位，右手按丹田，左手背后按腰间，同时轻轻拍打，力量渐重，时间不限，直到腰腹内生热。

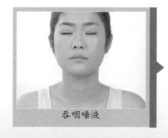

吞咽唾液

④在过程中如果口中生出唾液，可以慢慢积累至满口，然后分三次咽下，用意念送入丹田。

注意事项：防风保暖。

肩背酸痛

肩背酸痛风湿袭，疲劳亦可有此例。

肩井委中承山穴，前屈后仰痛可去。

中医认为肩背酸痛一般是风湿侵袭，或疲劳所致。

风湿侵袭的内容在前面已经介绍过了，此处不再赘述。疲劳导致的肩背酸痛一般和长期保持同一姿势有关。肌肉长时间僵硬造成经络气血不畅，"不通则痛"，导致肩背酸痛。治以疏经活络，一些远端穴位也可以起到很好的治疗效果。

经穴及部位

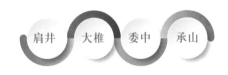

肩井　大椎　委中　承山

肩井穴在肩上前直乳中，大椎与肩峰端连线的中点上。

大椎穴在第7颈椎棘突下，即项部最突出的骨头下面的缝隙里。

委中在腘横纹中点。

伸直小腿或足跟上提时，腓肠肌肌腹下出现的尖角凹陷处，就是承山穴。

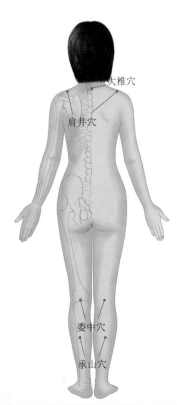

大椎穴

肩井穴

委中穴

承山穴

具体操作方法

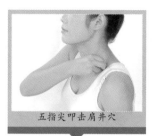
五指尖叩击肩井穴

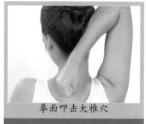
拳面叩击大椎穴

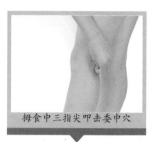
拇食中三指尖叩击委中穴

①坐位，五指聚拢成尖，用五指尖叩击肩井穴，力度先轻后重，以肩部酸痛可以耐受为度，次数不限，直到肩部酸痛减轻。

②用空心拳的拳面叩击大椎穴，先轻后重，以感到酸胀为度，共 100 次。

③用拇食中三指聚拢的指尖叩击委中穴 100 次。

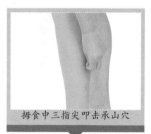
拇食中三指尖叩击承山穴

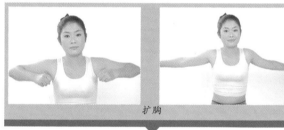
扩胸

④用同样的方法拍打承山穴。

⑤曲臂，双臂外展扩胸 10 次，然后以肩为中心进行环绕，正反各 10 圈。

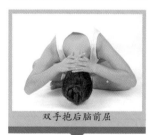
双手抱后脑前屈

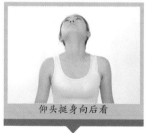
仰头挺身向后看

⑥坐位，盘腿，双手抱于后脑，身体前屈至极限，头尽量触地，深呼吸 3 次。

⑦仰头挺身，头尽量向后看，以身体能够保持平衡不倒为度。

注意事项：活动肩背时动作不要过于粗暴，以免关节受损。

颈椎不适

中医对于颈部不适的认识和肩背酸痛相似，相关知识点可参照上一节的内容。

经穴及部位

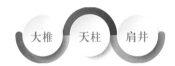

大椎穴在第7颈椎棘突下，即后颈最突出的骨头下面的缝隙里。

天柱穴位于项部大筋（斜方肌）外缘之后发际凹陷中，约后发际正中旁开1.3寸。

肩井穴在肩上前直乳中，大椎与肩峰端连线的中点上。

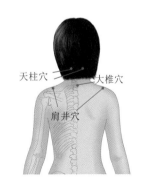

具体操作方法

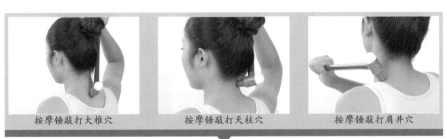

按摩锤敲打大椎穴　　按摩锤敲打天柱穴　　按摩锤敲打肩井穴

①可以取按摩锤分别敲打大椎、天柱、肩井三穴2～3分钟。每天早、中、晚各敲1次。

231

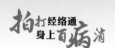
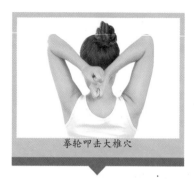

拳轮叩击大椎穴

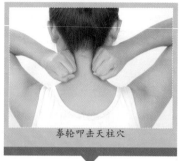

拳轮叩击天柱穴

②两手握空心拳，用拳轮交替叩击大椎、天柱两穴，直至感到穴位处发胀、发热、发红为止。

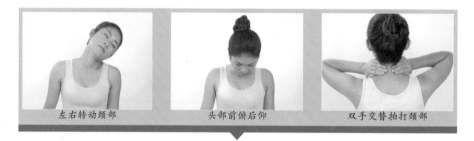

左右转动颈部　　　　　头部前俯后仰　　　　　双手交替拍打颈部

③不管坐着或是站着，只要有空闲就闭上眼睛，左右转动颈部 50 次，前俯后仰 50 次，动作要轻柔。做完后，可用手掌从颈肩尽量往后甩拍打颈项，双手交替拍打各 50 次。

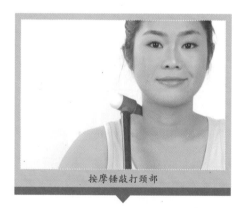

按摩锤敲打颈部

④每晚看电视或休息时，或者和朋友聊天时，都可以用按摩锤捶打疼痛处 30 分钟，每天坚持可明显改善颈椎不适。

精神疲劳

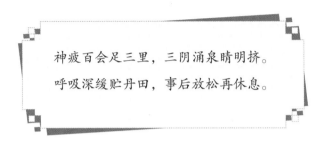

神疲百会足三里，三阴涌泉睛明挤。

呼吸深缓贮丹田，事后放松再休息。

中医认为精神疲劳主要是劳累过度所致，劳累消耗气血，气血不足，自然会觉得疲劳。

在气血不足的同时，肌肉长时间的紧张也会导致气血不畅。而气血不畅时，身体各组织器官所得到的气血自然也是不足的。

精神疲劳和气血不足与不畅都有关系。治当益气养血、理气通络。

益气养血的拍打方法前面已经介绍过了，不再赘述。

本节介绍一下理气通络的拍打方法。

经穴及部位

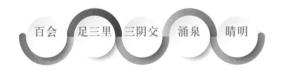

百会 足三里 三阴交 涌泉 睛明

百会穴在头顶正中线与两耳尖连线的交点处。

足三里穴在膝下四指，胫骨外一横指的位置上。

三阴交在足内踝尖直上四横指，胫骨后缘处。

涌泉穴在足底足前部凹陷处第二、第三趾趾缝纹头端与足跟连线的前三分之一处。

睛明穴位于眼部内侧，内眼角稍上方凹陷处。

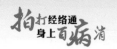
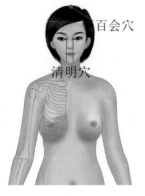
百会穴
清明穴
涌泉穴
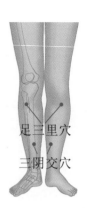
足三里穴
三阴交穴

具体操作方法

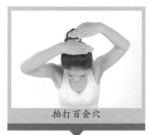
拍打百会穴

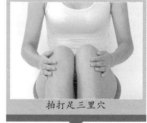
拍打足三里穴

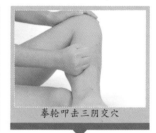
拳轮叩击三阴交穴

①坐位，双手交替拍打百会穴，力量要轻，震颤感要强，可以微微闭目体验全身跟着震颤的感觉，反复拍打 50 次。

②双腿下垂，俯身拍打足三里穴，以微感疼痛为度，共 50 次。

③坐姿，一条腿放到另一条腿上，用空心拳的拳轮叩击三阴交穴 50 次，渐渐加力，直到穴位明显酸胀。

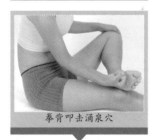
拳背叩击涌泉穴

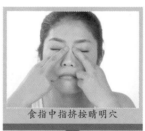
食指中指挤按睛明穴

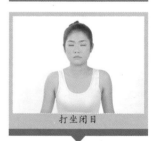
打坐闭目

④用空心拳的拳背叩击涌泉穴，力量渐增，共 50 次。

⑤用双手食指中指挤按睛明穴，像做眼保健操一样，力度适中，以眼睛微微酸胀为度，共 50 次。

⑥打坐，微闭目，缓缓呼吸，想象一股气慢慢沉入丹田储藏起来，身体慢慢充满了力量。

注意事项：意念不能勉强，顺其自然即可。